一按就好：儿童特效穴位图解

父母是孩子最好的医生

《健康大讲堂》编委会　主编

黑龙江科学技术出版社
HEILONGJIANG SCIENCE AND TECHNOLOGY PRESS

图书在版编目（CIP）数据

一按就好:儿童特效穴位图解/《健康大讲堂》编
委会主编. 一哈尔滨:黑龙江科学技术出版社,2014.6（2024.2重印）
ISBN 978-7-5388-7812-4

Ⅰ．①一… Ⅱ.①健… Ⅲ.①小儿疾病一穴位按压疗
法一图解 Ⅳ.DR244.1-64

中国版本图书馆CIP数据核字(2014)第122022号

一 按 就 好 : 儿 童 特 效 穴 位 图 解

YI AN JIU HAO : ERTONG TEXIAO XUEWEI TUJIE

主　　编　《健康大讲堂》编委会
责任编辑　刘佳琪
策　　划　深圳市金版文化发展股份有限公司
封面设计　深圳市金版文化发展股份有限公司
出　　版　黑龙江科学技术出版社
　　　　　地址：哈尔滨市南岗区公安街70-2号　邮编：150007
　　　　　电话：（0451）53642106　传真：（0451）53642143
　　　　　网址：www.lkcbs.cn
发　　行　全国新华书店
印　　刷　小森印刷（北京）有限公司
开　　本　711 mm×1016 mm　1/16
印　　张　19
字　　数　230千字
版　　次　2014年9月第1版
印　　次　2014年9月第1次印刷　2024年2月第3次印刷
书　　号　ISBN 978-7-5388-7812-4
定　　价　98.00元

Contents 目录 ▶

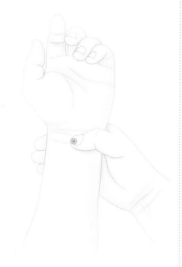

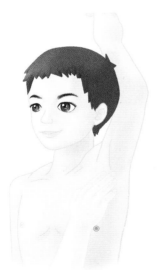

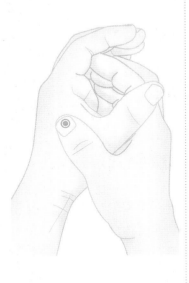

第三章　足阳明胃经穴

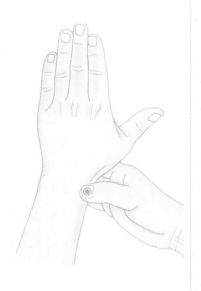

第四章　足太阴脾经穴

第五章　手少阴心经穴

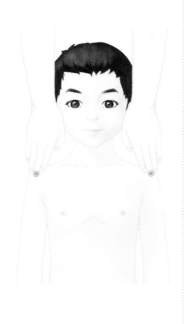

第六章　手太阳小肠经穴

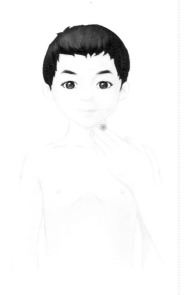

第七章　足太阳膀胱经穴

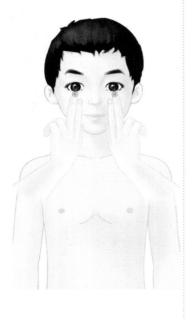

第八章　足少阴肾经穴

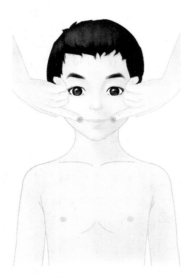

第九章　手少阴心经穴

一按就好：儿童特效穴位图解

第十章　手少阳三焦经穴

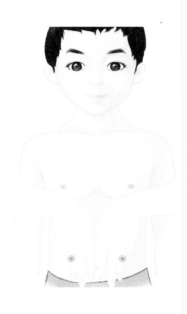

第十一章　足少阳胆经穴

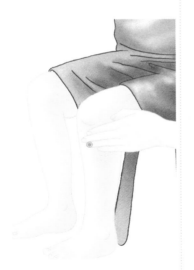

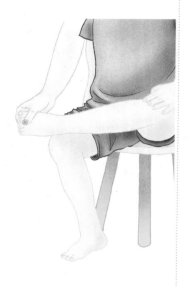

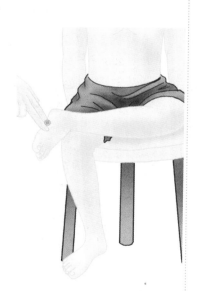

01 父母给孩子按摩的五大好处

好处一 父母一看就懂，一学就会

按摩，古称按跷，其历史悠久，是我国传统医学中独特的治疗方法之一。按摩又称"推拿"，是以中医的脏腑、经络学说为理论基础，并结合西医的解剖和病理诊断，用手法作用于人体体表的特定部位以调节机体生理、病理状况，达到理疗目的的方法。从性质上来说，它是一种物理的治疗方法。从按摩的治疗上，可分为保健按摩、运动按摩和医疗按摩。按摩入门简单，不须理解过深的知识，不必使用专业的医疗器材，父母只要找到正确的穴位及反射区，用手部的按压动作，抓住要诀与手法给孩子按摩，习惯与熟练之后很快就能掌握。每个父母都可以成为按摩师，在家中，当孩子玩耍或者睡觉时，都可以给他们按摩。

好处二 父母就是按摩师，无须医生帮助

当你的孩子身体感到不适时，父母的手很自然地就会去按摩孩子不舒服的地方。如肚子痛时会去揉揉肚子，颈痛时会去按按颈部，头疼时会去揉按头部。久而久之，人们就发现了有效的治疗病痛的穴道和反射区。按摩穴道及反射区可促进身体气血的运行，有利于排毒，还可改善皮肤吸收营养的能力和肌肉张力，使身体不紧绷，筋骨不易受伤，有助于身体放松。而人的手与手指都具备了可舒缓疲倦和疼痛的能力，特别是手指，它是人类感觉器官中最发达的部位，父母用手指给孩子按摩是最合适不过的了，孩子能在爸爸妈妈温暖、舒服的按摩中感受到父母对自己的疼爱，增进彼此的亲情。

好处三 父母给孩子按摩可了解其健康状况

由按压来刺激穴位及反射区，轻则出现酸、麻、胀的感觉，重则会出现发软、疼痛的感觉，例如：用食指指腹垂直按压迎香穴，如果有轻度酸麻感

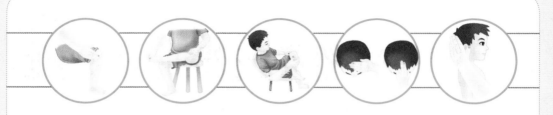

觉，是正常现象；但是父母如果轻轻一碰，孩子就疼痛难忍的话，那就说明你孩子的鼻子有病变，要立即就医。这是通过按摩作用于相对应的经络、血管和神经所发生的综合反应，因此形成了一般人"痛则不通、通则不痛"的治疗印象。

此外，穴位及反射区表皮的冷热粗细、硬块肿痛和色泽等，都可成为父母了解孩子内脏健康的参考。

好处四　孩子全身都有特效穴

人体的穴位遍布全身，从头顶到脚尖都有治疗疾病的特效穴位，例如：父母按压中府穴对于长期郁闷不乐，心情烦躁，时时感到胸闷气短的孩子，有立竿见影的效果。久坐教室的学龄儿童，常有肩膀酸痛、颈项僵硬的问题，特效穴不但可以针对单一疾病做治疗，还可调整全身生理功能，强身健体，十分适合儿童的日常保健。

好处五　为父母节省高昂的医疗费用

如果父母拥有一些基本的按摩常识，对孩子日常生活中的一些小病就能够通过按摩解决，这样可以最大限度地避免在医疗上"过度消费"，用最少的投入获得最大的健康收益。

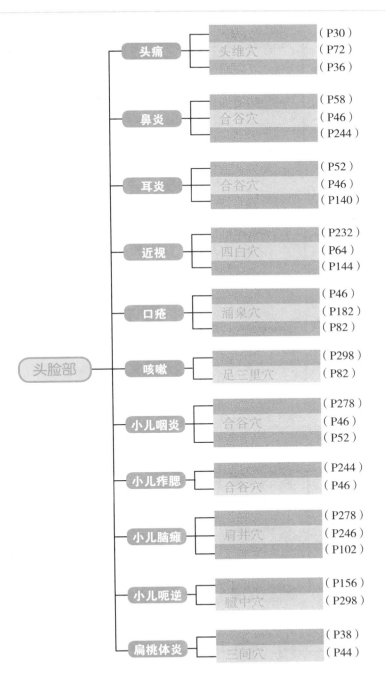

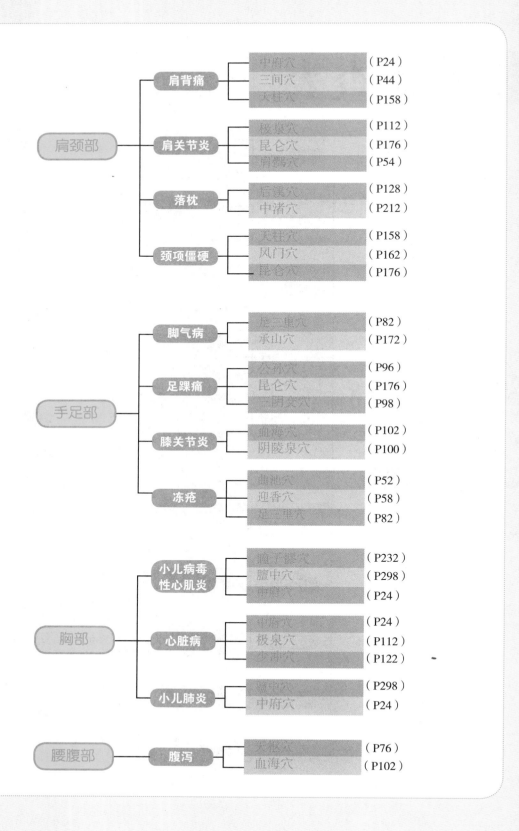

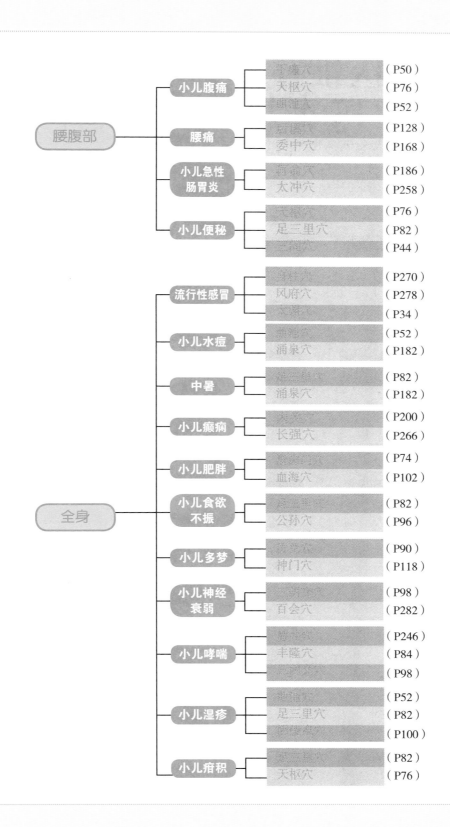

速查表

中医推荐父母非学不可的 15 个超级有效穴位

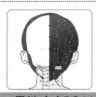

风池穴（P244）

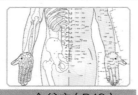

合谷穴（P46）

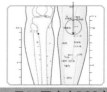

足三里穴（P82）

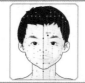

攒竹穴（P156）

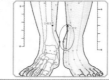

三阴交穴（P98）

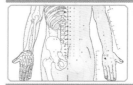

中渚穴（P212）

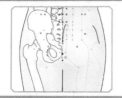

长强穴（P266）

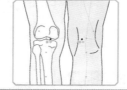

委中穴（P168）

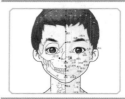

迎香穴（P58）

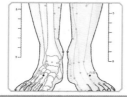

内庭穴（P88）

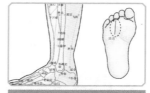

涌泉穴（P182）

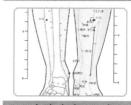

丰隆穴（P84）

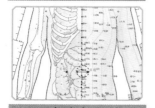

天枢穴（P76）

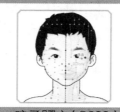

瞳子髎穴（P232）

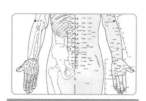

曲池穴（P52）

04 常见病的穴位治疗法

小儿便秘

主要症状：一周的排便次数少于三次，大便坚硬，不易排出，或粪便量少，排出困难，有时没有便意，或是解不干净。

最有疗效的穴位：支沟和天枢。

注意事项：支沟穴在手臂背部，指力中度即可，治疗儿童和患者应注意力度。

支 沟

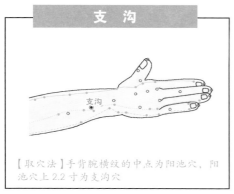

【取穴法】手背腕横纹的中点为阳池穴，阳池穴上2.2寸为支沟穴

天 枢

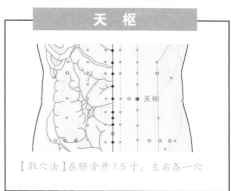

【取穴法】在脐旁开1.5寸，左右各一穴

小儿痔疮

主要症状：大便时看到流血、滴血或者粪便中带有血液或脓血，多数是由痔疮引起的；排便时有肿物脱出肛门，伴有肛门潮湿或有黏液，多数是内痔脱出或直肠黏膜脱出；如果肛门有肿块，疼痛剧烈，肿块表面色暗，呈圆形，可能是患了血栓性外痔；肛门肿块伴局部发热疼痛，是肛周脓肿的症状。

最有疗效的穴位：二白和承山。

注意事项：二白穴为经外奇穴，两手共四穴，父母用指压棒较方便。承山穴指压时会有强烈酸、麻、痛、胀感，可用较强的刺激。

二 白

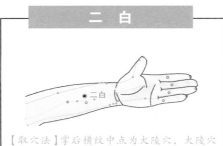

【取穴法】掌后横纹中点为大陵穴，大陵穴直上4寸处，一穴在两筋间，一穴在大筋外，左右两手共计四穴

承 山

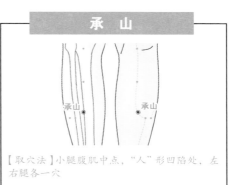

【取穴法】小腿腹肌中点，"人"形凹陷处，左右腿各一穴

小儿气喘

主要症状：发作时，呼吸急促，心跳加快，血压上升，咳嗽冒汗。静态时，胸部有紧迫感，呼吸困难，出现喘鸣声。秋冬季节温差大容易发作。

最有疗效的穴位：膻中和天突。

注意事项：膻中穴位于胸骨上，穴位深度浅，父母指尖用力即可达到。天突穴不宜用力过猛，恐引起剧烈咳嗽，或突发性呕吐。

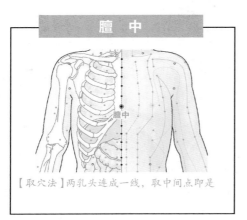

膻 中

【取穴法】两乳头连成一线，取中间点即是

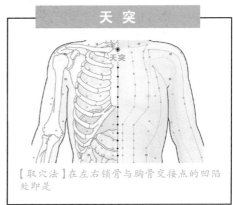

天 突

【取穴法】在左右锁骨与胸骨交接点的凹陷处即是

小儿肥胖

主要症状：患儿头、四肢短小，腰粗腹大，臀肥大，大腿内外侧肿胀。

最有疗效的穴位：关元和内庭。

注意事项：关元穴深部为小肠、膀胱、子宫所在，指压时宜先让患儿进行排尿。内庭穴对痛感极为明显，指压太重患儿恐无法承受，父母宜轻压快揉，两足两穴，可同时进行指压。

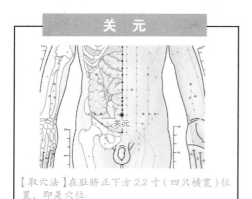

关 元

【取穴法】在肚脐正下方 2.2 寸（四只横宽）位置，即是穴位

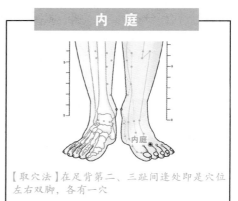

内 庭

【取穴法】在足背第二、三趾间逢处即是穴位左右双脚，各有一穴

流行性感冒

主要症状：流行性感冒症状往往来得很急，且轻重程度不一。可有急起高热，全身症状较重而呼吸道症状并不严重，表现为畏寒、发热、头痛、乏力、全身酸痛等。上呼吸道症状可有鼻塞、流涕、干咳、咽痛等。尚可见到恶心、呕吐、腹泻为主（胃肠型）的流感患儿。患儿呈急性病容，面颊潮红，眼结膜轻度充血和眼球压痛，咽充血，口腔黏膜可有疱疹，发热症状可持续 3 ～ 5 天，体温可高达 40℃，肺部听诊仅有粗糙呼吸音，偶闻胸膜摩擦音。

最有疗效的穴位：大椎和风门。

注意事项：大椎穴指压力道不可过猛，并应注意患儿是否有骨刺，或患有骨质疏松症。

大 椎	风 门
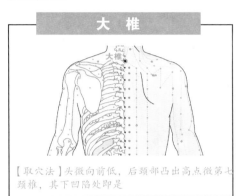	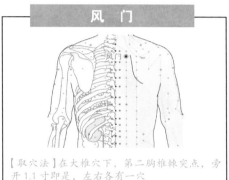
【取穴法】头微向前低，后颈部凸出高点微第七颈椎，其下凹陷处即是	【取穴法】在大椎穴下，第二胸椎棘突点，旁开1.1寸即是，左右各有一穴

牙痛

主要症状：患儿牙龈红肿、疼痛、有灼热感、口臭、口渴、喜冷饮，常伴有便秘、暴躁易怒、头痛、眩晕、疲倦，后期出现持续性牙疼。

最有疗效的穴位：液门和下关。

注意事项：液门穴对疼痛感极为敏感，父母指压力道适中即可，尤其对儿童。

液 门	下 关
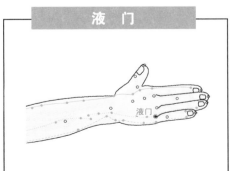	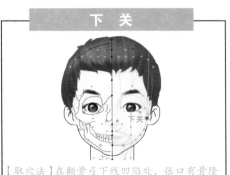
【取穴法】在小指和无名指之间的交接处即是，左右两手各有一穴	【取穴法】在颧骨弓下线凹陷处，张口有骨隆起，闭口凹陷又出，即是本穴，左右两侧各有一穴

小儿口疮

主要症状： 患儿唇内侧、舌头、舌腹、颊黏膜、前庭沟、软腭等部位，初发病时是一个或数个可以看得见的小红点，略有灼痛感，经过反复发作后转变成大小深浅不同的溃疡面，由病灶纤维蛋白和淋巴细胞渗出所形成的假膜覆盖着，疼痛明显，特别是吃饭或接触到刺激性食物时，疼痛会更加剧烈，灼痛难忍，重的口疮可扩展到整个口腔，中医根据口疮的形状和发生部位的不同，将小儿口疮分为"小儿鹅口疮""小儿口糜"和"小儿燕口疮"等。

最有疗效的穴位： 神阙和承浆。

注意事项： 神阙穴指压时宜让患儿空腹进行。承浆穴对痛反应极为敏感，指压要轻柔。

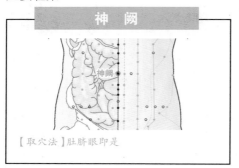

神 阙

【取穴法】肚脐眼即是

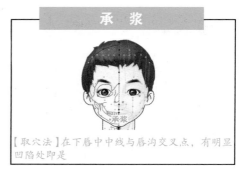

承 浆

【取穴法】在下唇中线与唇沟交叉点，有明显凹陷处即是

小儿疳积

主要症状： 小儿因蛋白质、能量摄入不足引起的慢性营养缺乏症，表现为面黄肌瘦，烦躁爱哭，睡眠不安，食欲不振或呕吐酸馊乳食，腹部胀实或时有疼痛，小便短黄或如米泔，大便酸臭或溏薄，或兼发低热，指纹紫滞，此为乳食"积滞"的实证。"疳症"多是"积滞"的进一步发展，所以古人说"无积不成疳"。小儿"积滞"者较多，"疳症"者较少。

最有效的穴位： 天枢和中脘。

注意事项： 小儿疳积除要注意给孩子推拿外，还要注意给孩子的饮食，注意调养，定时、定量、定质。

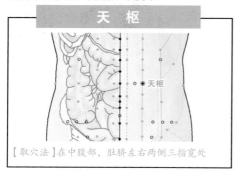

天 枢

【取穴法】在中腹部，肚脐左右两侧三指宽处

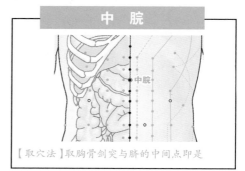

中 脘

【取穴法】取胸骨剑突与脐的中间点即是

中暑

主要症状：患儿起先肤色看似红润，但触摸感觉干燥温热，烦躁不安及哭闹，呼吸及脉搏加速，接着会显得倦怠、昏眩、抽搐或进入昏迷状态，测量体温时可高达 39℃ 以上。

最有疗效的穴位：涌泉和足三里。

注意事项：涌泉穴位于孩子的脚心位置，父母在按摩时要注意勿伤到孩子的皮肤。

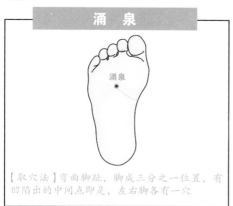

涌 泉

【取穴法】弯曲脚趾，脚成三分之一位置，有凹陷出的中间点即是，左右脚各有一穴

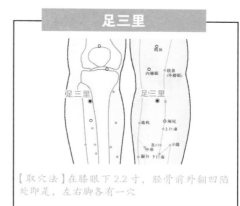

足三里

【取穴法】在膝眼下 2.2 寸，胫骨前外翻凹陷处即是，左右脚各有一穴

青春痘

主要症状：起先是出现"黑头粉刺"，可以挤压出头黑体白的半透明物，而后皮脂腺口封闭，形成"丘疹"。经细菌感染后，再形成"脓包"，溃破后可流出黏稠黄脓，而脓包恶化后，皮损周围扩大，亦可形成"脓肿"，按压有波动感。最后，因脓包壁加厚，形成淡红色或者紫红色的"结痂"，呈半球或圆锥形状，长久存在或被皮肤所吸收。青春痘容易在脸部、上胸及背部发生。

最有疗效的穴位：合谷和曲池。

注意事项：孩子长了青春痘要注意保健，忌用手挤压小痘痘，保持充足的睡眠。

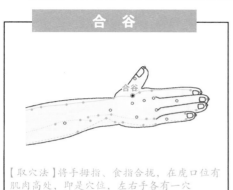

合 谷

【取穴法】将手拇指、食指合拢，在虎口位有肌肉高处，即是穴位，左右手各有一穴

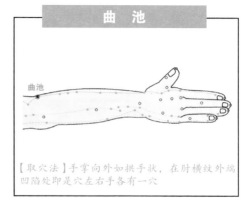

曲 池

【取穴法】手掌向外如拱手状，在肘横纹外端凹陷处即是穴左右手各有一穴

常见病的穴位治疗法

鼻出血

主要症状：处于生长发育阶段的孩子，由于鼻腔及整个呼吸道的黏膜都很娇嫩，黏膜下的血管也比成人丰富，遇到碰撞、尖物抠挖等外界刺激都容易出血、发炎。

最有疗效的穴位：迎香和风池。

注意事项：印堂穴在两眉之间，指压时宜闭眼，同时指力往上推，小心指甲挫伤孩子额前的皮肤。

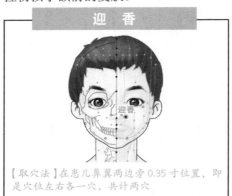

迎香

【取穴法】在患儿鼻翼两边旁 0.35 寸位置，即是穴位左右各一穴，共计两穴

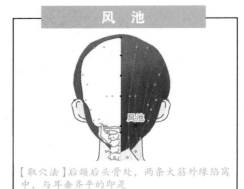

风池

【取穴法】后颈后头骨处，两条大筋外缘陷窝中，与耳垂齐平的即是

近视

主要症状：孩子在看事物时近距离事物清晰，远距离事物不清楚，物象模糊，常不自觉眯眼，看电视或书时，需移近才能看清。当孩子发展到高度近视时，眼球有较明显突出，瞳孔较大。有的孩子患的是"假性近视"，属于暂时性的，可以恢复。

最有疗效的穴位：睛明和光明。

注意事项：父母该孩子按摩之前，需剪指甲、洗手，用酒精给手指消毒，确保手部清洁，以防细菌感染。按摩睛明穴需轻柔，两穴同时进行。按摩光明穴需要重才会有最佳效果。

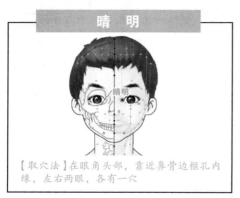

睛明

【取穴法】在眼角头部，靠近鼻骨边框孔内缘，左右两眼，各有一穴

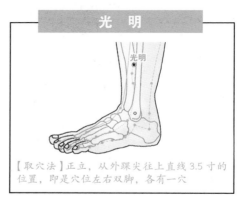

光明

【取穴法】正立，从外踝尖往上直线 3.5 寸的位置，即是穴位左右双脚，各有一穴

小儿眼疲劳

　　主要症状：在正常的光照条件下，小孩长时间看电视或者阅读书本，引起眼睛局部疼痛、酸涩、视力不明、充血等现象，有时还伴有头痛、颈和肩部微痛。

　　最有疗效的穴位：鱼腰和承泣。

　　注意事项：父母给孩子按摩鱼腰穴和承泣穴之前，一定要先清洁双手，修剪指甲，用酒精消毒手指及注意患儿是否有其他眼部疾病。按摩时，父母要让孩子闭目，放松眼睛，左右两手同时按摩，力道宜柔不宜过重。等父母按摩完成，手指离开穴位，患儿才能睁开眼睛。

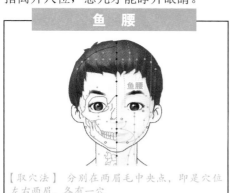

鱼　腰

【取穴法】分别在两眉毛中央点，即是穴位
左右两眉，各有一穴

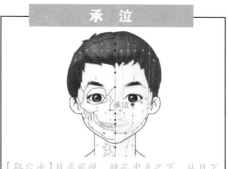

承　泣

【取穴法】目正前视，瞳孔中点之下，从目下眼睑取量约一指宽的位置，即是穴位左右两眼，各有一穴

小儿营养性缺铁性贫血

　　主要症状：脸色苍白，以皮肤黏膜、口腔黏膜、甲床和手掌最为明显。当小儿贫血严重时，患儿会出现诸如烦躁不安、食欲下降、消化不良、呼吸和心跳加快、体重增长缓慢等症状。若是孩子正处于学龄期，则表现为注意力不集中、反应迟钝、理解力下降、课堂上爱做小动作、吵闹不安等现象。少数患儿还有异食癖。

　　最有疗效的穴位：期门和肝俞。

　　注意事项：父母给孩子按压期门穴时最好选择早晨、睡前和空腹时进行。如果患儿饱食以后立即按摩，会增加胃部的压力，引起食物逆流食道，造成呕吐。

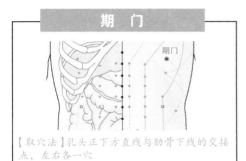

期　门

【取穴法】乳头正下方直线与肋骨下线的交接点，左右各一穴

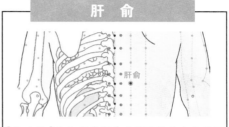

肝　俞

【取穴法】先取两肩胛骨末端连线的中点至阴穴，再从至阴穴往下2寸即为筋缩穴，再此穴左右旁开1.1寸即是穴位，左右各有一穴

第一章 手太阴肺经穴

手太阴肺经是一条与呼吸系统功能密切相关的经络，而且它还关系到胃和大肠的健康。此经脉始于胃部，循行经大肠、喉部及上肢内侧，止于食指末端，脉气由此与手阳明大肠经相接。

本经所属俞穴主治有关『肺』方面所发生的病症，如咳、喘、咯血、咽喉痛等肺系疾患，及经脉循行部位的其他病症。

《灵枢经脉》中记载：『肺手太阴之脉，主肺所生病者：咳，上气，喘喝，烦心，胸满，臑臂内前廉痛厥，掌中热。』

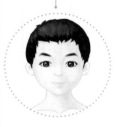

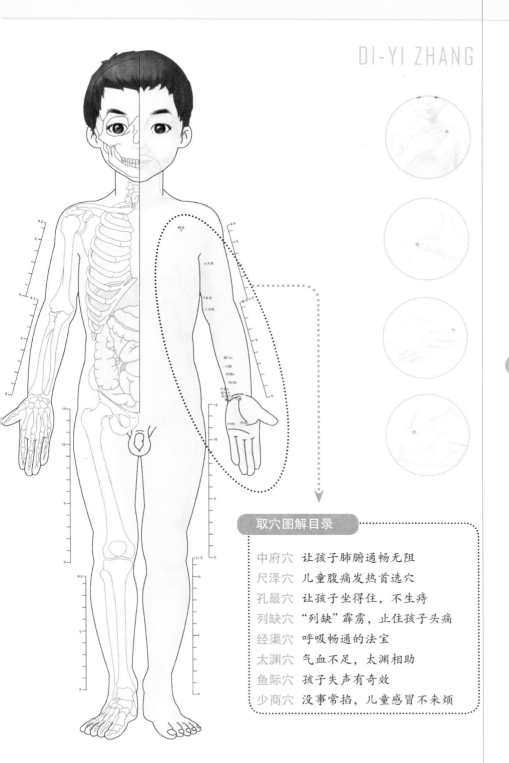

本章看点

中府穴 让孩子肺腑通畅无阻

> **主治** 咳嗽 气喘 胸痛 胸中烦满

现在的小孩学习压力普遍较大，因此会导致长期郁闷不乐、心情烦躁等现象，也伴有胸闷、气短等症状。遇到这种情况，父母只要按压孩子的中府穴，就有立竿见影的效果。根据《针灸大成》中记载："治少气不得卧"最有效。从中医的病理来说，"少气"即气不足的人，"不得卧"是因为气淤积在身体上半部分，所以，父母帮助孩子按摩此穴位可以使孩子体内的淤积之气疏利升降而通畅。

命名：中，指中焦；府，是聚集的意思。手太阴肺经起于中焦，此穴为中气所聚，又为肺之募穴，藏气结聚之处。肺、脾、胃合气于此穴，所以名为中府。又因位于膺部，为气所过的俞穴，所以又称膺俞。

功效：肃降肺气，清泻肺热，止咳平喘，和胃利水，健脾补气。

主治

（1）中府穴在针灸经络上是肺与脾脏经络交会的穴道，所以还可以泄除胸中及体内的烦热，是支气管炎及气喘的保健特效穴。

（2）对于扁桃体炎、胸肌疼痛、头面及四肢浮肿等症也有保健功效。

（3）长期按压此穴，对于支气管炎、肺炎、咳嗽、气喘、胸肺胀满、胸痛、肩背痛等病症，也具有很好的调理保健功效。

配伍治病

（1）治肺结核：中府穴配肺俞穴、百劳穴。

（2）治哮喘：中府穴配定喘穴、内关穴。

（3）治肺燥热咳嗽：中府穴配复溜穴。

（4）治心痛、胸痛：中府穴配少冲穴。

父母取穴按摩法

（1）患儿正坐或仰卧，父母以右手食、中、无名三指并拢，用指腹按压左胸窝上，锁骨外端下，感到有酸痛闷胀之处。

（2）父母给孩子用指腹向外顺时针按揉1～3分钟。

（3）再用左手以同样的方式，逆时针按揉右胸中府穴。

取穴 按摩

精确取穴

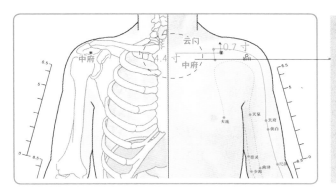

胸前壁的外上方，云门穴下1寸（在寻找穴位时，中医有"同身尺寸"之说。即每个人自身的穴位要由自己手指的宽度来确定。拇指第一关节的宽度，为一寸；食指、中指、无名指第二关节宽度的和，为两寸)，前正中线旁开6寸，平第1肋间隙处

取穴技巧

正坐或仰卧，将右手三指（食、中、无名指）并拢，放在胸窝上、中指指腹所在的锁骨外端下即是

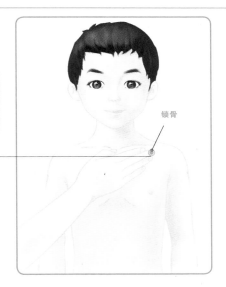

锁骨

父母按摩

右手食、中、无名三指并拢，向外顺时针揉按左胸中府穴，再用左手以同样方式，逆时针揉按右胸中府穴，各1~3分钟。

程度	摩揉法	时间 / 分钟
适度		1 ~ 3

02 尺泽穴 儿童腹痛发热首选穴

主治 气短 胸满 咽痛 吐泻 虚劳

出自《灵枢·本输》，又名鬼受、鬼堂，为肺经的合穴。"合"即有汇合的意思，经气充盛，由此深入，进而汇合于脏腑，恰似百川汇合入海，故称为"合"。尺泽穴为肺经合穴，既具有合穴的共性，又有自己的特性。考证古代针灸医籍，治疗半身不遂多取阳经穴，如《针灸大成·治证总要》中说："阳证脑卒中不语，手足瘫痪者，合谷，肩髃，手三里，百会，肩井，环跳，足三里，委中，阳陵泉。""阴证脑卒中，半身不遂，拘急，手足拘挛，此是阴证也。亦依治之，但先补后泻。"

命名：尺，长度的单位；泽，指水之聚处。在"考骨度法"中，有从腕至肘定为一尺者，穴当肘窝深处，为肺经合穴，属水，扬上善指出水井泉，流注行已，便于入海，因名尺泽。

功效：肃降肺气，清泄肺热，滋阴润肺，通经强筋。

主治

（1）按摩此穴对无名腹痛有特效。

（2）对咳嗽、气喘、肺炎、支气管炎、咽喉肿痛有一定疗效。

（3）如有肘臂肿痛、皮肤痒、过敏等病症，长期按压此穴，会有很好的调理保健功效。

配伍治病

（1）治肘臂挛痛、肘关节屈伸不利：尺泽穴配合谷穴。

（2）治咳嗽气喘：尺泽穴配肺俞穴。

（3）治吐泻：尺泽穴配委中穴。

（4）治肘臂挛痛：尺泽穴配曲池穴。

父母取穴按摩法

（1）患儿伸臂向前，仰掌，掌心朝上，微微弯曲约35°。

（2）父母用一只手，手掌由下而上轻托患儿肘部。

（3）父母弯曲大拇指，以指腹按压，有酸痛的感觉。

（4）父母每次左右两手各按压 1～3 分钟。

取穴　按摩

精确取穴

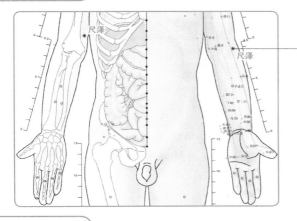

手在手臂内侧中央处有粗腱，腱的外侧即是此穴

取穴技巧

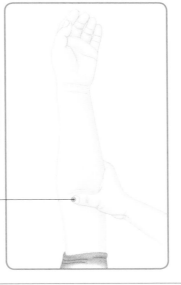

伸臂向前，仰掌，掌心朝上。微微弯曲约35°。以另手、手掌由下而上轻托肘部。弯曲大拇指，指腹所在的肘窝中一大凹陷处即是

父母按摩

父母弯曲大拇指，以指腹按压患儿尺泽穴，每次左右手各按压1～3分钟。

程度	拇指压法	时间／分钟
适度		1～3

03 孔最穴 让孩子坐得住，不生痔

| 主 治 | 大肠炎 | 痔疮 | 头痛 | 支气管炎 |

孔最穴具有调降肺气，清热止血的效能，确实是调理痔疮的特效穴，尤其是久年老痔。相传孔子喜欢读书，久坐不愿动弹，久而久之便患了痔疮，后来，按摩孔最穴治好了孔子的痔疮，而且效果非常显著。这虽然只是一个传说，不过也说明从那时开始，人们已经开始关注孔最穴的功效。长期按压孔最穴不仅可以缓解痔疮带来的疼痛，也可以调理肺气，清热止血。

命名：孔，孔隙的意思；最，多的意思。从四季时序上讲，肺与秋对应，性燥，肺经所过之处其土（肌肉）亦燥（肺经之地为西方之地），从尺泽穴流来的地部经水大部分渗透漏入脾土之中，脾土在承运地部的经水时就像过筛一般，所以此处穴位名叫孔最穴。

功效：开通窍、调理肺气、清热止血。

主治

（1）能治疗大肠炎及痔疮。

（2）对于身体热病、头痛、吐血、肺结核、手指关节炎、咳嗽、嘶哑失声、咽喉痛等病症都有很好的调理保健功效。

（3）能治疗支气管炎、支气管哮喘、肺结核、肺炎、扁桃体炎、肋间神经痛等。

配伍治病

（1）治咽喉肿痛：孔最穴配少商穴。

（2）治热病无汗、头痛：孔最穴配合谷穴、大椎穴。

（3）治失音：孔最穴配哑门穴。

（4）治头痛：孔最穴配后溪穴。

父母取穴按摩法

（1）患儿手臂向前，仰掌向上，以另一只手握住手臂中段处。

（2）父母用拇指指甲垂直下压揉按，有强烈的酸痛感。

（3）患儿左右两手各有一穴，先左后右，每次各揉按1～3分钟，用拇指指甲垂直下压揉按。

精确取穴

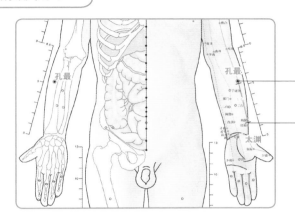

手臂前伸手掌向上，从肘横纹（尺泽穴）直对腕横纹脉搏跳动处（太渊穴）下行5寸处

腕横纹

取穴技巧

患儿手臂向前，仰掌向上，父母以一手握住手臂中段处。用拇指指甲、垂直下压即是该穴。左右各有一穴

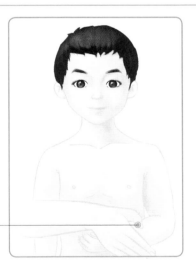

父母按摩

父母用拇指指甲垂直下压揉按，先按患儿左臂穴位，再按右臂，每次各揉按1~3分钟。

程度	拇指压法	时间／分钟
适度		1~3

04 列缺穴 "列缺"霹雳，止住孩子头痛

主 治　三叉神经痛　神经性头痛　鼻炎　感冒

据《甲乙经》记载，此穴位"不可灸，灸之伤人神明"，意思就是说对这个穴位不能用针灸，否则会损伤神明；《资生经》中云："治足心痛。"就是说它能医治脚心的疼痛。这些都说明了列缺穴的作用和特点。经常按摩此穴，有宣肺利咽、降逆平喘的作用，现代临床中医学经常利用它来治疗各种呼吸系统的疾病。

命名：列，是指"分解"；缺，就是"器破"的意思；列缺，指的是"天闪"，中国古代称闪电，就是天上的裂缝（天门）为列缺。肺脏位于胸中，居五脏六府之上，象征"天"。手太阴肺经从这处穴位分支，而别通手阳明大肠经脉，脉气由此别裂而去，像是天庭的裂缝。

功效：宣肺理气，利咽宽胸，通经活络。

主治

（1）主治头部、颈项各种疾病，对任何热病均具有良好的退热效果。

（2）可以调理食道痉挛。

（3）经常掐按此穴，对于三叉神经痛、面神经麻痹、桡骨部肌炎、哮喘、鼻炎、齿痛、脑贫血、健忘、惊悸、半身不遂等病症，能起到保健调理的效果。

（4）常用于治疗感冒、支气管炎、神经性头痛、腕关节及周围软组织疾患等。

配伍治病

（1）治伤风头痛项强：列缺穴配合谷穴。

（2）治咳嗽气喘：列缺穴配肺俞穴。

（3）治三叉神经痛：列缺穴配阳白穴、攒竹穴、太阳穴、颊车穴。

（4）治鼻炎：列缺穴配天突穴、内关穴。

父母取穴按摩法

（1）父母和孩子拇指张开，左右两手的虎口接合成交叉形。

（2）父母的食指压在孩子的桡骨茎状突起的上部，食指尖到达的地方。

（3）父母用食指的指腹揉按，或者用食指的指甲尖掐按，会有酸痛酥麻的感觉。

（4）先左手后右手，每次各揉（掐）按1～3分钟。

取穴 按摩

精确取穴

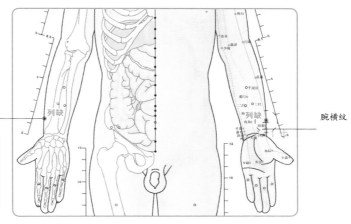

列缺

列缺

腕横纹

左右两手虎口相互交叉时，当一手的食指压在另一手腕后桡骨茎突上之小凹窝处，约距腕关节 1.5 寸处

取穴技巧

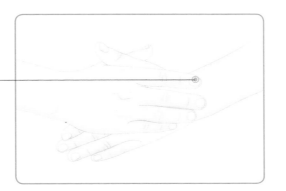

两手拇指张开，两虎口接合成交叉形。再用右手食指压在左手桡骨茎状突起上部，食指尖到达的位置即是

父母按摩

父母用食指指腹揉按，或用食指指甲尖掐按，先左手后右手，每次各揉（掐）按 1～3 分钟。

程度	食指揉法	时间 / 分钟
适度		1～3

05 经渠穴 呼吸畅通的法宝

| 主 治 | 气管炎 | 食道痉挛 | 膈肌痉挛 |

许多古代文献都提及过经渠穴，例如《甲乙经》："不可灸，灸之伤人神明。"说明此穴不可针灸，父母平时在给孩子按摩治疗的过程中应注意。《资生》曰："治足心痛。"《医宗金鉴》："经渠主刺疟寒热，胸背拘急胀满坚，喉痹咳逆气数欠，呕吐心疼亦可痊。"父母经常给孩子揉按此穴，可有效防治孩子呼吸道疾病，如气管炎、哮喘、咳嗽、肺炎等。

命名：经渠，经过、路径的意思。渠，指水流的道路。经渠穴，顾名思义，它的意思就是"肺经的经水流过的渠道"。因为它位于列缺穴的下面，列缺穴外溢的水在此处回流肺经，所以名为"经渠穴"。

功效：止咳宁嗽，顺气平喘，宣肺利咽，降逆平喘。

主治

（1）按摩这个穴位，对咳嗽、喉痹、咽喉肿痛，具有良好的治疗效果。

（2）按摩这个穴位，还对于胸痛、手腕痛也有一定的治疗效果。

（3）长期坚持按摩这处穴位，对精神神经系统的疾病也具有一定的疗效，如膈肌痉挛、食道痉挛、桡神经痛或麻痹等。

（4）现代中医常用它来治疗呼吸系统的疾病，如气管炎、支气管炎、哮喘、肺炎、扁桃体炎、肺部发热等。

配伍治病

（1）治背痛：经渠穴配丘墟穴、鱼际穴、昆仑穴、京骨穴。

（2）治咳嗽：经渠穴配行间穴。

（3）治胸背急、胸中澎澎：经渠穴配丘墟穴。

父母取穴按摩法

（1）患儿伸出一手，掌心向上，父母用一手给此手把脉。

（2）父母中指指腹按压其所在之处，稍微用力，会有轻微的酸胀感。

（3）父母用中指指腹揉按左右两穴，每次各 1 ~ 3 分钟。

取穴 按摩

精确取穴

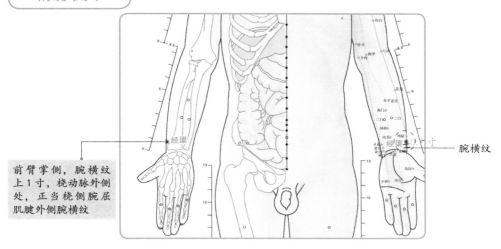

前臂掌侧，腕横纹上1寸，桡动脉外侧处，正当桡侧腕屈肌腱外侧腕横纹

经渠

腕横纹

取穴技巧

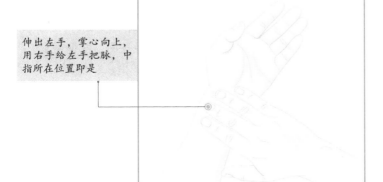

伸出左手，掌心向上，用右手给左手把脉，中指所在位置即是

父母按摩

父母用中指指腹揉按该穴，每次 4～5 分钟。

程度	中指折叠法	时间／分钟
适度		4～5

06 太渊穴 气血不足，太渊相助

太渊穴的形态犹如山涧深渊，而此处穴位的气血就犹如流淌在山涧的溪水。溪水的寒热温凉以及其溪水的多少变化，直接影响并导致穴位局部环境的改变，而这种改变是通过从深渊中散发出来的水汽来实现的。按摩太渊穴有助于改善身体虚弱、气不足、讲话有气无力、面色苍白、脉搏微弱等症状。

命名：太，大并达到了极至的意思；渊，深涧、深洞的意思。因为此处穴位在手内横纹的凹陷处，经水的流向是从地之天部流向地之地部的，就如同经水从山的顶峰流进地面深渊的底部，所以名叫太渊穴。

功效：止咳化痰，扶正祛邪，通调血脉。

主治

（1）对流行性感冒、咳嗽、支气管炎、气喘、胸痛、咽喉肿痛等具有良好的疗效。

（2）长期按压此穴，可缓解失眠、腕关节及周围软组织疾病、肋间神经痛等症。

（3）对于身体虚弱、气不足、讲话有气无力、面色苍白、脉搏微弱，严重时甚至几乎无法触摸到脉象的"无脉症"，具有很好的改善效果。

配伍治病

（1）治唾血振寒、呕血上气：太渊穴配神门穴。

（2）治臂内廉痛：太渊穴配经渠穴。

（3）治咳嗽风痰：太渊穴配列缺穴。

（4）治咽干：太渊穴配鱼际穴。

父母取穴按摩法

（1）取穴的时候，应该让患儿采用正坐的姿势，手臂前伸，手掌心朝上。太渊穴位于人体的手腕横纹上，拇指的根部。

（2）父母的手掌轻轻握住患儿的手，大拇指弯曲，用大拇指的指腹和指甲尖垂直方向轻轻掐按，会有酸胀的感觉。

（3）分别掐按左右两手，每次掐按各 1 ~ 3 分钟。

取穴 按摩

精确取穴

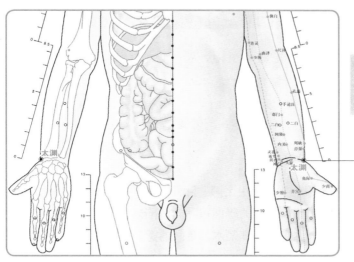

手掌心朝上，腕横
纹的桡侧，大拇指
立起时，有大筋竖
起，筋内侧凹陷处

取穴技巧

以一手手掌轻握另一只
手手背，弯曲大拇指，
大拇指指腹及甲尖垂直
下按就是

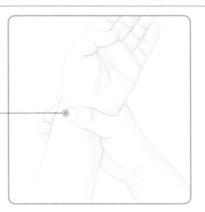

父母按摩

父母弯曲大拇指，以拇指及
甲尖垂直轻轻掐按，每次左
右各掐按 1 ~ 3 分钟。

程度	拇指压法	时间 / 分钟
适度		1 ~ 3

07 鱼际穴 孩子失声有奇效

主治 **小儿咽炎** **头痛** **眩晕** **胃出血**

有的小孩子易患咽炎，因为年龄比较小，所以很难在早期发现，治疗往往不及时。父母平时要细心观察孩子的反应，平时多按摩鱼际穴，对于那些声带容易发炎，从而导致失声的小孩，具有良好的疗效。《灵枢》云："肺心痛也，取之鱼际、太渊。"《甲乙经》曰："凡唾血，泻鱼际，补尺泽。"《金鉴》云："惟牙痛可灸。"

命名： 鱼，比喻水中之物，阴中之阳；际，际会、会聚的意思。因为鱼际穴位于大拇指后内侧，在隆起犹如鱼形的肌肉边际的凹陷处，所以名叫鱼际穴。这处穴位的气血物质是从太渊穴传来的地部经水。鱼际的意思就是指穴位内的气血由阴间阳的变化。

功效： 调理肺气、清热泻火、止咳平喘、宣肺解表。

主治

（1）调理声带疾患、长茧、失音上有很好的功效。

（2）对于头痛、眩晕，神经性心悸亢进症、胃出血、咽喉炎、咳嗽、汗不出、腹痛、风寒、脑充血、脑贫血等病症，长期按压此穴会有很好的调理保健效能。

（3）中医临床常用此穴治疗支气管炎、肺炎、扁桃体炎、咽炎、消化不良等。

（4）经常按摩鱼际穴还可以缓解口干舌燥的症状。

配伍治病

（1）治疗咳嗽、咳血：鱼际穴配孔最穴、尺泽穴。

（2）治疗咽喉肿痛：鱼际穴配少商穴。

（3）治肺热所致的咳嗽、咽喉肿痛、失音：鱼际穴配合谷穴。

（4）治哮喘：鱼际穴配合孔最穴、天突穴。

父母取穴按摩法

（1）父母用一只手的手掌轻握着患儿手的手背，另一只手大拇指弯曲，用指甲尖垂直方向轻轻掐按第一掌骨侧中点处，患儿会有痛感及强烈的酸胀感。

（2）父母分别掐揉患儿左右两手的同一穴位，每次 1 ~ 3 分钟。

取穴　按摩

精确取穴

拇指本节（第一掌指关节）后凹陷处，约当第一掌骨中点桡侧，赤白肉际处

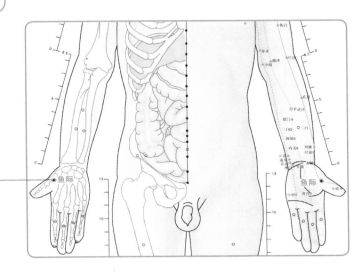

鱼际

鱼际

取穴技巧

以一手手掌轻握另手手背，弯曲大拇指，以指甲尖垂直下按第一掌骨侧中点的肉际处即是

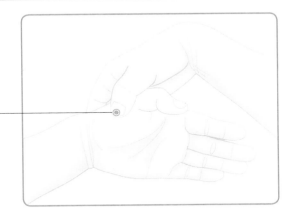

父母按摩

父母弯曲大拇指，以指甲尖垂直轻轻掐按，每次左右手各掐揉 1～3 分钟。

程度	拇指压法	时间 / 分钟
轻		1～3

08 少商穴 没事常掐，儿童感冒不来烦

主 治　流行性感冒　小儿慢性肠炎　扁桃腺炎

　　每年春秋两季都是流行性感冒的高发期，儿童由于身体抵抗力弱，只要冷热不均、稍染风寒就会打喷嚏，甚至严重的还会不断地流眼泪与鼻涕，既耽误孩子的生活和学习，也让父母焦急不已。父母经常掐按孩子的少商穴就能够有效防治感冒发热。《千金方》曰："主耳前痛。"《铜人》曰："忽腮颔肿大如升，喉中闭塞。"《图翼》云："泄诸脏之热，项肿，雀目不明，脑卒中。"

命名：少，阴中生阳的意思。中国古代的五音六律，分宫、商、角、徵、羽。在中医上，"商"属肺经之根，所以称少商。

功效：清肺止痛，解表退热。

主治

（1）经常按摩此穴，能够有效防治流行性感冒、腮腺炎、扁桃腺炎或者小儿惊风、喉部急性肿胀、呃逆。

（2）经常按摩此穴，能够治疗小儿食滞吐泻、唇焦、小儿慢性肠炎等症状。

（3）经常按摩此穴，能够舒缓昏厥、癫狂、拇指痉挛等症，并且能够活化瘀积。

（4）现代临床医学利用此处穴位治疗一些呼吸系统疾病，如支气管、肺炎、咯血等。

（5）对于精神神经系统的疾病，如休克、精神分裂症、癔症、失眠都具有疗效。

配伍治病

（1）治唾血振寒，呕血上气：少商穴配神门穴。

（2）治臂内廉痛：少商穴配经渠穴。

（3）治咳嗽风痰：少商穴配列缺穴。

（4）治咳嗽，气喘，胸背痛：少商穴配列缺穴、孔最穴。

父母取穴按摩法

（1）患儿将大拇指伸出。

（2）父母用一只手的食指和中指轻轻握住患儿大拇指。

（3）父母大拇指弯曲，用指甲的甲尖垂直掐按，患儿有刺痛感。

（4）依次掐按患儿左右两手，每次各 1～3 分钟。

取穴　按摩

精确取穴

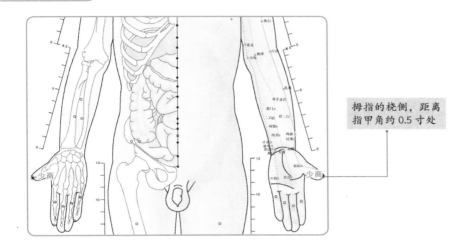

拇指的桡侧，距离
指甲角约 0.5 寸处

取穴技巧

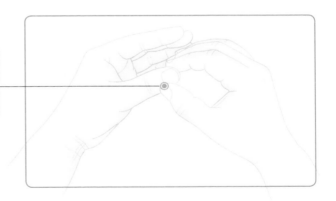

将大拇指伸出，以另一手
食、中两指轻握，再将另手
大拇指弯曲，以指甲甲尖垂
直掐按拇指甲角边缘即是

父母按摩

父母大拇指弯曲，以指甲甲尖
垂直掐按，每次轻轻掐按左右
手各 1～3 分钟。

程度	拇指压法	时间 / 分钟
轻		1～3

第二章 手阳明大肠经穴

手阳明大肠经和肺经的关系非常密切，它是肺和大肠的保护者。《黄帝内经》上说："阳明经多气多血。"疏通此经气血，可以预防和治疗呼吸系统和消化系统的疾病。阳明经起于食指末端，循行于上肢外侧的前缘，经过肩，进入锁骨上窝，联络肺脏，通过膈肌，入属大肠。又经颈部入下齿，过人中沟，止于鼻侧。

手阳明大肠经主要治疗头面五官疾患、热病、皮肤病、肠胃病、神志病等及经脉循行部位的其他病症。《灵枢经脉》中记载："大肠手阳明之脉主津所生病：目黄，口干，鼽衄，喉痹，肩前臑痛，大指次指痛不用。"

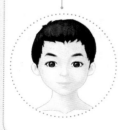

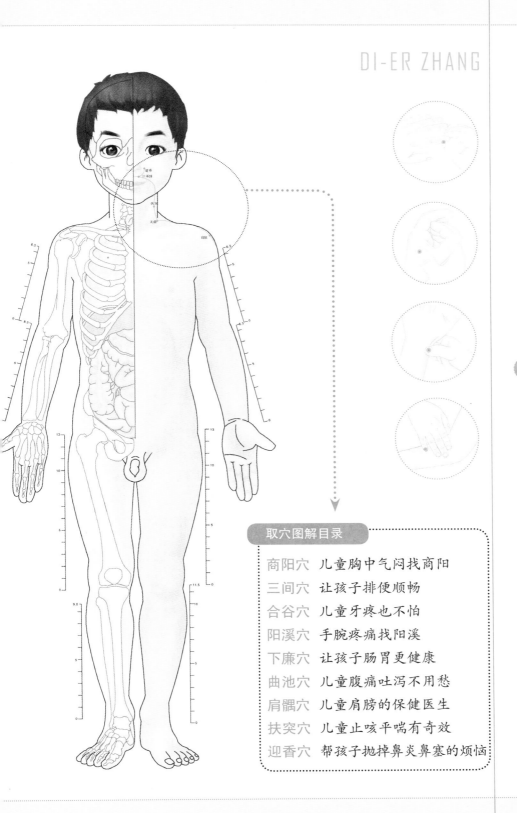

本章看点

01 商阳穴 儿童胸中气闷找商阳

| 主 治 | 胸中气满 | 四肢肿胀 | 喘咳 | 耳鸣 |

小孩子经常受到了一点风寒后，感到胸中气闷、咳嗽、全身发热、皮肤滚烫的时候，却不会出汗。若家长遇到了这种情况，不需要太担心，只需要稍微用力地掐按商阳穴，就能使身体感到很舒服。关于这个穴位，《千金方》云："商阳、巨阙、上关、承光、瞳子、络却，主青盲无所见。"《铜人》曰："喘咳支肿。"《循经》曰："指麻木。"《金鉴》曰："脑卒中暴仆昏沉，痰塞壅。"

命名： 根据《易经》和阴阳五行的原理，肺和大肠都属"金"。而商阳穴位于手大肠经脉的开始之处，承受手肺经的经脉之气，并且由阴侧转入阳侧。在五行之中，金的音属商，所以被称为商阳。

功效： 理气平喘，消肿退热，活血止痛。

主治

（1）对于治疗胸中气闷、哮喘咳嗽、四肢肿胀、热病无汗，都有特殊的疗效。

（2）患有咽喉肿痛、牙痛、脑卒中昏迷、手指麻木、耳鸣、耳聋等病症的人，长期按压这处穴位，具有很好的调理保健功能。

（3）现代临床医学常用它来治疗咽炎、急性扁桃体炎、腮腺炎、口腔炎、急性胃肠炎、脑卒中昏迷、齿痛、颌肿、青盲等。

配伍治病

（1）治疗脑卒中、中暑：商阳穴配少商、中冲。

（2）治疗咽喉肿痛：商阳穴配合谷、少商。

（3）治热病汗不出：商阳穴配合谷、阳谷、侠溪、厉兑、劳宫、腕骨。

（4）治昏迷：商阳穴配少商穴。

父母取穴按摩法

（1）患儿正坐，父母用手轻握患儿食指，左手的手掌背朝上，手掌心朝下。

（2）父母把大拇指弯曲，用指甲尖沿垂直方向，掐、按患儿靠着拇指旁侧的穴道，患儿会有一种特殊的刺痛感。注意：轻轻掐压，并不需要用大力气。

（3）父母分别掐按孩子左右两手，每天分别掐按 1 ~ 3 分钟。

取穴 按摩

精确取穴

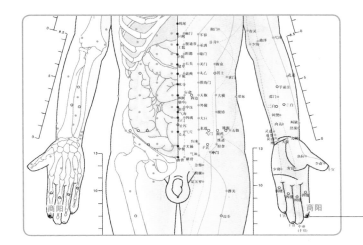

人体的面部, 在鼻翼旁开约1厘米皱纹中

取穴技巧

正坐, 双手轻握拳, 食指中指并拢, 中指指尖贴鼻翼两侧, 食指指尖所在的位置即是

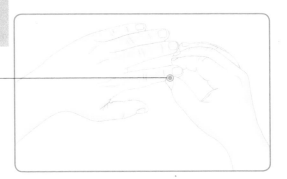

父母按摩

父母弯曲大拇指以指甲尖垂直掐患儿按靠拇指侧的穴位, 轻轻掐压不需大力, 每天左右各掐按 1 ~ 3 分钟。

程度	拇指压法	时间 / 分钟
轻		1 ~ 3

（主 治） （风火牙痛） （眼睑痒痛） （扁桃体炎）

　　正处于学龄阶段的孩子，学习压力大，缺乏必要而适量的运动，容易导致便秘，并由便秘导致肛门静脉血液循环障碍，使静脉曲张而形成静脉团，于是就患上了痔疮。长期掐按三间穴，能够预防痔疮，还能快速止痛。《甲乙经》云："多卧善睡，胸满肠鸣，三间主之。"《千金方》云："三间、前谷，主目急痛。"《金鉴》云："主治牙齿疼痛，食物艰难，及偏风眼目诸疾。"

　　命名："三"是一个概数，与"二"相比稍大；间，间隔、间隙的意思。因为此处穴位的气血物质是从二间穴传来的天部清气，性温热，上行到三间后所处的天部位置比二间穴高，所以称为三间穴。三间穴也名"少谷""小谷"。

　　功效：泄热通便，利咽止痛。

主治

（1）对治疗风火牙痛、眼睑痒痛、嗜卧、咽喉肿痛，扁桃腺炎、肠鸣下痢、手指及手背红肿等症，都可以发挥疗效。

（2）因为肺与大肠互为表里，如果肺气不畅、津液不能下达，会导致大便秘结。如果大肠实热、气不通，也可能会引发呼吸困难。通过按摩三间穴都能得到改善。

（3）此处穴位也能治疗肩背神经痛、肱神经痛、呼吸困难、热病等病症。

（4）按摩三间穴，还可以治疗五官科的一些疾病，如急性结膜炎、青光眼等。

（5）对于三叉神经痛、扁桃体炎、手指肿痛、肩关节周围炎也有一定疗效。

配伍治病

（1）治喉痹咽如哽：三间穴配阳溪穴。

（2）治目急痛：三间穴配前谷穴。

（3）治目视不清：三间穴配攒竹穴。

父母取穴按摩法

（1）患儿一只手平放，稍稍侧立。

（2）父母用一只手轻轻握住，大拇指弯曲，用指甲垂直掐按穴位，有酸痛感。

（3）分别掐按左右两手，每次各1～3分钟。

取穴 按摩

精确取穴

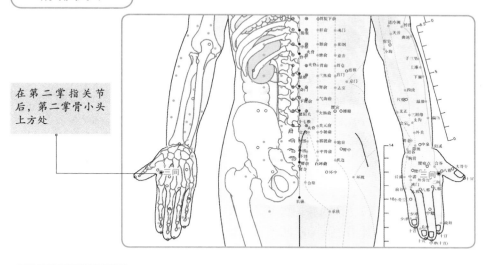

在第二掌指关节后，第二掌骨小头上方处

取穴技巧

将手平放，稍稍侧立，用另手轻握，弯曲大拇指，用指甲垂直掐按另一手食指指节后边缘凹陷处即是

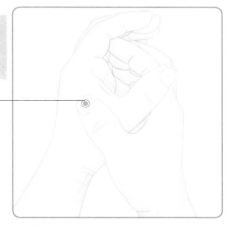

父母按摩

父母弯曲大拇指，用指甲垂直掐按穴位，每次左右手各掐按1～3分钟。

程度	拇指压法	时间 / 分钟
轻		1 ～ 3

03 合谷穴 儿童牙疼也不怕

主治 | 降血压 | 气喘 | 扁桃腺炎 | 疗疮

俗话说"牙疼不是病，痛起来真要命！"儿童时代仿佛都得经历一个"牙疼时代"。在民间也流行很多治疗也同的偏方，从中医推拿的角度来看，父母可以掌握一个缓解孩子牙痛的小窍门：只要按压合谷穴，就会立即止痛。有关这个穴位，《资生经》云："风疹，合谷、曲池。"《大成》云："疗疮生面上与口角，灸合谷；小儿疳眼，灸合谷（二穴），各一壮。"

命名： 这个穴位名出自《灵枢本输》，也称虎口，属于手阳明大肠经，原穴。因为它位于大拇指与食指之间的陷凹处，犹如两山之间的低下部分。拇指与食指的指尖相合时，在两指骨间有一处低陷如山谷的部位，所以称"合谷"。

功效： 镇静止痛，通经活络，清热解表。

主治

（1）合谷穴为全身反应的最大刺激点，可以降低血压、镇静神经、调整功能、开关节而利痹疏风，行气血而通经清瘀。

（2）长期揉按此穴，不但对牙齿、眼、喉都有良好的功效，还能止喘、疗疮等。

（3）长期按压此穴，对头痛、耳鸣、耳聋、鼻炎、蓄脓症、扁桃腺炎、视力模糊、呼吸困难、痰阻塞、窒息，失眠、神经衰弱等症都有很好的调理保健效能。

（4）能治疗一些妇科系统的疾病，如痛经、闭经、催产等。

配伍治病

（1）治头痛：合谷穴配太阳穴 。

（2）治目赤肿痛：合谷穴配太冲穴。

（3）治鼻疾：合谷穴配迎香穴。

（4）治咽喉肿痛：合谷穴配少商穴。

父母取穴按摩法

（1）患儿一只手轻握空拳，拇指和食指弯曲，两指的指尖轻触、立拳。

（2）父母的手掌轻握拳头，用拇指指腹垂直按压患儿穴位，患儿有酸痛胀感。

（3）父母分别按压患儿左右两手，每次各按 1 ~ 3 分钟。

取穴　按摩

精确取穴

手背第一、第二掌骨间，第二掌骨桡侧的中点处

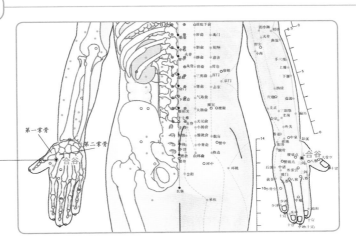

取穴技巧

手轻握空拳，弯曲拇指与食指，两指指尖轻触、立拳，以另手掌轻握拳外，以大拇指指腹、垂直下压即是该穴

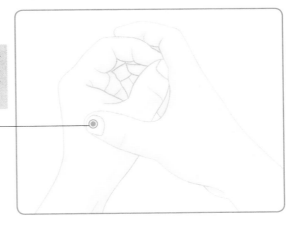

父母按摩

父母手掌轻握患儿拳，以大拇指指腹、垂直按压穴位，每次按压左右手各1~3分钟。

程度	拇指压法	时间/分钟
重		1~3

04 阳溪穴 手腕疼痛找阳溪

主 治　头痛　耳鸣　扁桃腺炎　手腕痛

　　长时间、频繁地使用电脑，往往会让孩子的手腕疼痛不已。如果家里的孩子有出现这些毛病，除了要限制上网时间外，还要经常给孩子按摩阳溪穴。按摩阳溪穴能够让孩子的电脑症状迅速得到改善。《甲乙经》曰："痂疥，阳溪主之。"《千金方》曰："主臂腕外侧痛不举。"《金鉴》云："主治热病烦心，瘾疹痂疥，厥逆头痛，咽喉肿痛及狂妄，惊恐见鬼等证。"

　　命名：阳，热、有热气的意思，指此处穴位的气血物质为阳热之气；溪是路径的意思。大肠经的经气在此处吸收热气后，蒸腾上升行到天部。阳溪穴在手腕上侧的横纹前，两筋的凹陷中，形似小溪，其穴又属于阳经，故名"阳溪"。

　　功效：清热散风，通利关节。

　　主治

　　（1）长期按压此穴，可缓解头痛、耳鸣、扁桃腺炎、齿痛、结膜炎、疟疾等症。

　　（2）对于手腕痛、肩臂不举、小儿消化不良等病症，长期按压会有很好的调理保健效果。

　　（3）现代中医临床学上常利用此穴治疗鼠标手、腱鞘炎、脑卒中半身不遂、腕关节及其周围软组织疾患等。

　　配伍治病

　　（1）治腕部腱鞘病：阳溪穴 配列缺穴。

　　（2）治头痛：阳溪穴 配合谷穴。

　　（3）治心律不齐：阳溪穴 配少府穴、通里穴、内关穴。

　　父母取穴按摩法

　　（1）将患儿手掌侧放，拇指伸直向上翘起，在腕背的桡侧，手腕横纹上侧有一凹陷处。

　　（2）父母用一只手轻握手背，大拇指弯曲，用指甲垂直掐按患儿穴位，患儿会产生颇为酸胀的感觉。

　　（3）分别掐按患儿左右手，每次各掐按1～3分钟。

取穴　按摩

精确取穴

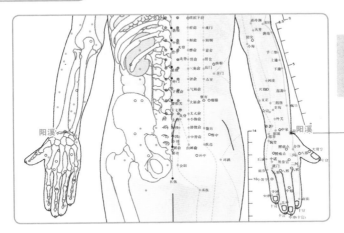

腕背横纹桡侧，拇指向上翘起时，拇短伸肌腱与拇长伸肌腱之间的凹陷中

阳溪

取穴技巧

将手掌侧放，拇指伸直向上翘起，在腕背桡侧，手腕横纹上侧有一凹陷处，用另一手轻握手背，弯曲大拇指，用指甲垂直下按此凹陷处即是该穴

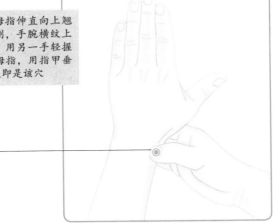

父母按摩

父母用手轻握孩子手背，弯曲大拇指，用指甲垂直掐按穴位，每次左右手各掐按 1～3 分钟。

程度	拇指压法	时间 / 分钟
重		1～3

05 下廉穴 让孩子肠胃更健康

| 主 治 | 肘关节炎 | 肠鸣音亢进 | 急性脑血管病 |

下与上相对，指下部或下方的意思；"廉"是廉洁清明的意思。因为这个穴位位于手部，所以也称"手下廉"，就是说这个穴位下部层次的气血物质洁净清明。关于这个穴位，《铜人》曰："头风，臂肘痛。"《资生经》曰："胸胁小腹痛，偏风，热风，冷痹不遂，风湿痹。"《循经》曰："脑风眩晕，腹痛如刺，狂言狂走。"上面这些描述，都指明了这个穴位的重要作用。

命名： 大肠经的经气在天之天部，天之下部的气血则廉洁清静。下廉的天部之气就像气象学中所说的在西北方向刚刚形成的高空冷湿气流，它不断从西北方的高空向东南方的低空移动，即横向下行。从温溜穴传来的水湿云系在此处的位置犹如天之天部，天之下部的气血物质相对廉洁清净，所以取名叫"下廉穴"。

功效： 调理肠胃，通经活络。

主治

（1）能够治疗头痛、眩晕、目痛等病症。

（2）对运动系统疾病具有一定的疗效，如网球肘、肘关节炎、肘臂痛等。

（3）能够治疗消化系统疾病，如腹痛、腹胀、肠鸣音亢进等。

（4）对急性脑血管病也具有一定的疗效。

配伍治病

（1）治头痛、眩晕、目痛：下廉穴配头维穴、神庭穴。

（2）治疗狂言：下廉穴配丘墟穴。

（3）治腹胀、腹痛：下廉穴配合足三里穴。

父母取穴按摩法

（1）患儿侧腕屈肘，父母用一只手的手掌按住患儿手的手臂，父母大拇指位于肘弯处，小指按压所在部位，患儿有酸胀感。

（2）父母食指和中指并拢，用指腹垂直按压患儿穴位。

（3）父母分别按压患儿左右臂两侧穴位，每次按压1～3分钟。

取穴 按摩

精确取穴

肘横纹

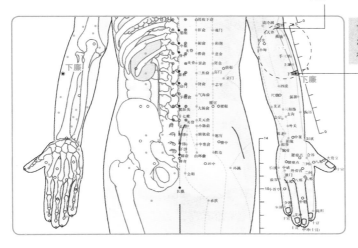

下廉

下廉

前臂背面桡侧，当阳溪与曲池连线上，肘横纹下 4 寸处

取穴技巧

侧腕屈肘，以手掌按另一手臂，拇指位于肘弯处，小指所在位置即是

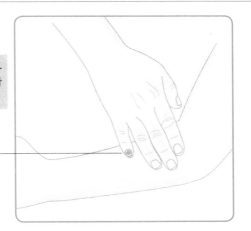

父母按摩

父母食指与中指并拢，以指腹垂直按压穴位，每次左右臂各 1 ~ 3 分钟。

程度	二指压法	时间 / 分钟
适度		1 ~ 3

06 曲池穴 儿童腹痛吐泻不用愁

主治 肠炎 肚腹绞痛 皮肤过敏

孩子的自我保护能力较弱，有时由于饮食不慎，风寒感冒，或者别的原因，会遇到腹疼如绞、上吐下泻等情况，此时，只要按摩曲池穴，就能够使症状得到缓解。关于曲池穴，《千金方》云："耳痛。举体痛痒如虫噬，痒而搔之，皮便脱落作疮，灸曲池二穴，随年壮，发即灸之神良。"

命名：曲，隐秘、不太察觉的意思；池，指水的围合之处、汇合之所。"曲池"指此处穴位的气血物质为地部之上的湿浊之气。此穴物质为手三里穴的降地之雨气化而来，位于地之上部，性湿浊滞重，犹如雾露，为隐秘之水。

功效：清热和营，降逆活络。

主治

（1）此穴对肠炎、肚腹绞痛等，有很好的保健调理效果。

（2）可以清热解毒，缓解皮肤过敏、奇痒难忍，或被蚊虫叮咬之后的红肿状况。

（3）长期按压此穴，对结膜炎、眼睑炎、荨麻疹、湿疹，齿槽出血、甲状腺肿大等疾病，有很好的调理保健效果。

（4）现代中医临床常用来治疗肩肘关节疼痛、上肢瘫痪、流行性感冒、扁桃体炎、急性胃肠炎等。

配伍治病

（1）治疗瘾症：曲池穴配血海穴、足三里穴。

（2）治疗感冒发热、咽喉炎、扁桃体炎：曲池穴配合谷穴、外关穴。

（3）治疗荨麻疹：曲池穴配合谷穴、血海穴。

（4）治疗上肢痿痹：曲池穴配肩髎穴、外关穴。

父母取穴按摩法

（1）患儿正坐，轻抬左臂与肩高，手肘内屈，大约成直角。

（2）父母轻握患儿手肘下，大拇指弯曲，用指腹垂直掐按患儿肘的空出处，患儿有酸痛感。

（3）父母先按压左手，再按压右手，每次各按压1～3分钟，早晚各一次。

取穴　按摩

精确取穴

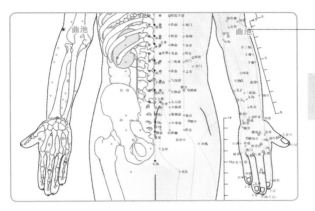

屈肘成直角，在肘横纹外侧端与肱骨外上髁连线中点处

取穴技巧

正坐，轻抬左臂，屈肘，将手肘内弯，用另一手拇指下压此处凹陷处即是

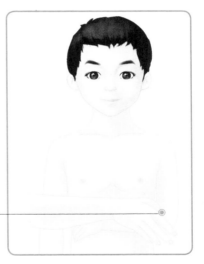

父母按摩

父母用手轻握患儿手肘下，弯曲大拇指以指腹垂直掐按患儿穴位。每次按压，先左手后右手，每天早晚各一次，每次掐揉 1 ~ 3 分钟。

程度	拇指压法	时间 / 分钟
适度		1 ~ 3

07 肩髃穴 儿童肩膀的保健医生

主治 肩胛关节炎 脑卒中 高血压

　　小孩子晚上睡觉时，常将肩膀露在外面，短期内不会显现问题，但时间一长，风寒积聚越多，等年龄大了，在抬头、举手的时候，病症就会越强烈，容易患"五十肩"。那么，如何让孩子防患于未然呢？其实，要解决这个问题并不难，父母经常给孩子按揉肩髃穴，对于孩子肩膀的酸、疼、僵、硬等各种病变及风寒导致的"五十肩"，均有良好的疗效。

　　命名：髃，骨间凹陷的意思，出《针灸甲乙经》。因为此处穴位位于肩端关节的凹陷处，所以称肩髃穴。又称为中肩井、扁骨、偏骨、尚骨、偏肩、髃骨。属手阳明大肠经。位于肩部，三角肌上，臂外展，或向前平伸时，当肩峰前下方凹陷处。因为此处穴位位于肩端关节的凹陷处，所以称肩髃穴。

功效：舒筋通络，祛风活血。

主治

（1）此处穴位对于治疗各种原因引起的肩胛关节炎（五十肩）有特殊疗效。

（2）长期按压此处穴位，对于脑卒中、偏瘫、高血压、多汗症、不能提物、手臂无力等病症，有很好的调理保健效能。

配伍治病

（1）治肩颈部肌肉酸痛：肩髃穴配风池穴、肩井穴。

（2）治肩周炎：肩髃穴配肩髎穴、肩贞穴、臑俞穴。

（3）治上肢不遂：肩髃穴配曲池穴、外关穴、合谷穴。

父母取穴按摩法

（1）患儿正坐、左手屈肘抬臂，与肩同高。

（2）父母用右手中指的指腹垂直按压穴位，有酸、痛、胀、麻的感觉。

（3）父母用同样的方法按摩右肩。

（4）分别按揉患儿左右穴位，每天早晚各一次，每次 1 ~ 3 分钟。

取穴　按摩

精确取穴

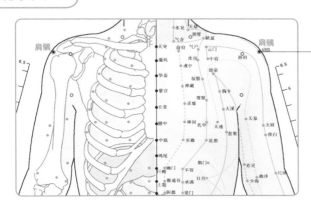

人体的臂外侧，三角肌上，臂外展，或向前平伸时，当肩峰前下方向凹陷处

取穴技巧

正坐，屈肘抬臂，大约与肩同高，以另一手中指按压肩尖下，肩前呈现凹陷处即是

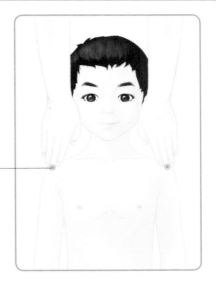

父母按摩

父母中指和食指并拢，以指腹垂直按压穴位，两肩按摩方法相同，每日早晚，左右各按揉 1 ~ 3 分钟。

程度	二指压法	时间 / 分钟
适度		1 ~ 3

08 扶突穴 儿童止咳平喘有奇效

主治　咳嗽　气喘　咽喉肿痛　暴喑

这个穴位的名称出自《灵枢·本输》，属于手阳明大肠经。大肠经的经气在此处穴位吸热后上行至头、面部，并为头、面部的水湿之源，性滞重。《外台》中记载：扶突穴能治疗"咳逆上气、咽喉鸣、喝喘息、暴喑、气哽"。《千金方》中也说："扶突、大钟、窍阴、主舌本出血。"这个穴位，能治咽喉肿痛、吞咽困难、甲状腺肿大、声带小结、声音嘶哑，尤其是对于止咳平喘更具有奇效。

命名："扶"是扶持、帮助的意思；"突"的意思是"冲"。这个穴位的意思是大肠经的经气在外部热气的帮助下上行天部。因为此穴的物质是天鼎穴蒸发上行的水湿之气，水湿之气滞重，行到这里时无力上行于天，于是在心的外散之热的扶持下得以上行，所以名为"扶突穴"。

功效：理气润肺，清热祛火。

主治

（1）此穴位为天部层次提供水湿。

（2）经常按摩这个穴位，能够治疗咳嗽、气喘、咽喉肿痛、吞咽困难、暴喑、瘿气、瘰疬等。

（3）长期按摩这个穴位，对甲状腺肿大还具有治疗、调理作用。

配伍治病

（1）治暴忤气哽：扶突穴配天突穴、天溪穴。

（2）治瘿气：扶突穴配合谷穴。

（3）治咽喉肿痛：扶突穴配大椎穴、合谷穴。

父母取穴按摩法

（1）患儿正坐，父母一手拇指弯曲，其余四指并拢，手心向内，小指位于患儿喉结旁。

（2）父母食指的指腹，垂直向下按揉患儿穴位所在之处，患儿有微胀及痛感。

（3）父母将中指和食指并拢，以指腹按揉患儿左右两侧穴位，早晚各一次，每次1～3分钟。

取穴 按摩

精确取穴

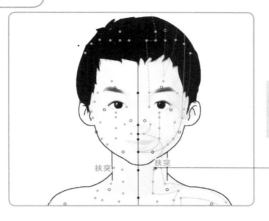

扶突　扶突

人体的颈外侧部，结喉旁，当胸锁乳突肌前、后缘之间处即是

取穴技巧

一手拇指弯曲，其余四指并拢，手心向内，小指位于喉结旁，食指所在位置即是。依此法找出另一穴位

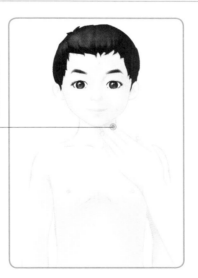

父母按摩

父母食指和中指并拢，以指腹按压穴位，每次左右各按压1～3分钟。

程度	二指压法	时间 / 分钟
适度		1 ~ 3

09 迎香穴 帮孩子抛掉鼻炎鼻塞的烦恼

| 主 治 | 鼻塞 | 颜面神经麻痹 | 颜面痒肿 |

《甲乙经》云："鼻鼽不利，窒洞气塞，僻多涕，鼽衄有痛，迎香主之。"《圣惠方》曰："鼻息不闻香臭，偏风面痒及面浮肿。"这说的是迎香穴的作用。鼻塞、流鼻涕、打喷嚏，鼻头红肿得如同小丑一般，这都令孩子们感到懊恼，学习生活都很不方便。要解决鼻病的烦恼，首先就是要积极预防，不要感冒，并且在平时经常按摩迎香穴，就能使鼻子保持舒畅。

命名：迎，迎受的意思；香，脾胃五谷之气的意思。此处穴位接受来自胃经的气血，大肠经和胃经都属于阳明经，其气血物质所处的天部层次都相近，迎香与胃经相邻，所以又为低位，于是，胃经的浊气就会下传到此处穴位，所以称为迎香穴，它还有一个别名是"冲阳穴"。

功效：通窍活络，止血驱虫。

主治

（1）按压迎香穴，能够治疗各种鼻证，如鼻腔闭塞、嗅觉减退、鼻疮、鼻内有息肉、鼻炎、鼻塞、鼻出血等，多按摩迎香穴，能使鼻子保持舒畅，能提升肺卫之气，起到预防肺病的作用。

（2）按压迎香穴，对口歪、面痒、胆道蛔虫等也有一定疗效。

（3）在中医临床中，还利用此穴位治疗面部神经麻痹或痉挛、面部痒肿、面部组织炎、唇肿痛等。

配伍治病

（1）治急慢性鼻炎：迎香穴配印堂穴、合谷穴。

（2）治面部神经麻痹、面肌痉挛：迎香穴配四白穴、地仓穴。

（3）治胆道蛔虫病：迎香穴配阳陵泉穴。

父母取穴按摩法

（1）患儿正坐或仰卧，父母用双手食指的指腹垂直按压穴位，患儿有酸麻感。

（2）父母也可单手拇指与食指弯曲，直接垂直按压穴位。

（3）每天早晚各按一次，每次按压 1 ~ 3 分钟。

取穴　按摩

精确取穴

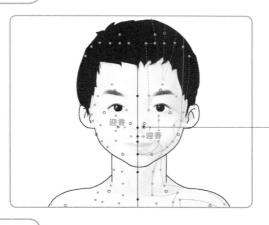

人体的面部,在鼻翼旁开约1厘米皱纹中

取穴技巧

惠儿正坐,父母双手轻握拳,食指中指并拢,食指指尖贴鼻翼两侧,食指指尖所在的位置即是

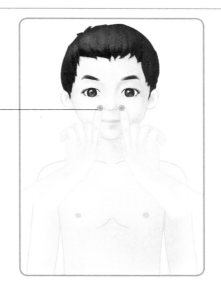

父母按摩

父母以中指指腹垂直按压,直接垂直按压穴位。每次按压两次,1～3分钟。

程度	中指压法	时间／分钟
适度		1～3

第二章 足阳明胃经穴

足阳明胃经属于胃，络于脾，所以它和胃的关系最为密切，是关于消化系统的非常重要的经穴，但同时也和脾有关，维系着人的后天之本。它始于头部鼻旁，循行经额颅中部、颈部，进入锁骨上窝部，再向下经胸、腹、下肢以至足尖，是一条非常长的经脉。

本经主治胃肠病、神志病和头、面、眼、鼻、口、齿疾患，以及经脉循行部位的病症。《灵枢经脉》中记载："胃足阳明之脉是主血所后病者：狂，疟，温淫，汗出，鼽衄，口㖞其有余于胃，则消谷善饥，溺色黄；气不足，则身以前皆寒栗，胃中寒，则胀满。"

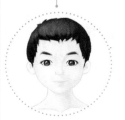

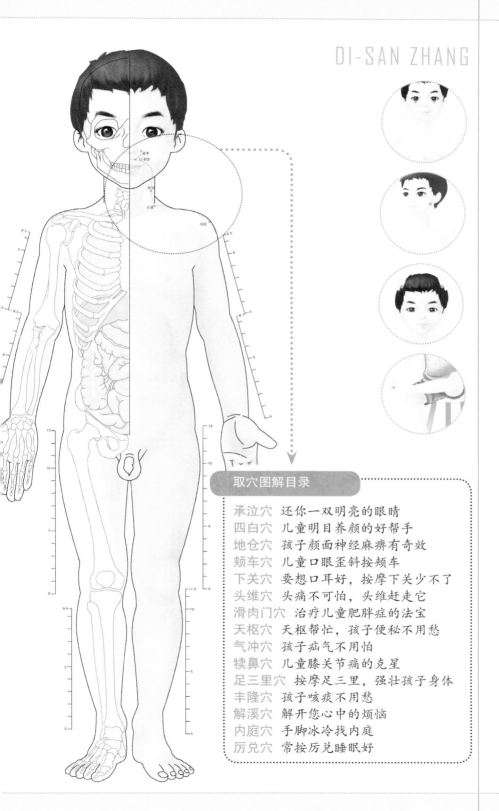

本章看点

01 承泣穴 还你一双明亮的眼睛

主 治　　目赤肿痛　　流泪　　口眼歪斜　　夜盲

这个穴位能够治疗孩子各种眼、口、鼻、舌、牙的毛病。《千金方》中记载此穴位能够治疗"目不明，泪出，目眩瞢，瞳子痒，远视漠漠，昏夜无见，目动，与项口参相引。僻口不能言"。《外台》云："禁不宜灸，无问多少，三日以后眼下大如拳，息肉长桃许大，至三十日即定，百日都不见物，或如升大。"《铜人》曰："禁不宜针，针之令人目乌色，可灸三壮，炷如大麦，忌如常法。"

命名："承"的意思是受；"泣"指泪、水液。"承泣"的意思是胃经体内经脉的气血物质都是从这里出来的。此处穴位的物质就是由胃经体内经脉气血上行所化。体内经脉中，气血物质以气的形式上行，并由体内经脉出体表经脉后，经气冷却液化成经水。经水位于胃经的最上部，处于不稳定状态，就像泪液要滴下来一样，所以称"承泣穴"。

功效：通络明目。

主治

（1）主要治疗各种眼部疾病，如近视、远视、夜盲、眼颤动、眼睑痉挛、角膜炎、视神经萎缩、眼睛疲劳、迎风流泪、老花眼、白内障、急慢性结膜炎、散光、青光眼、色盲、睑缘炎、视神经炎、视网膜色素变性、眶下神经痛等。

（2）对神经系统疾病也有一定疗效，如面肌痉挛、面经麻痹等。

配伍治病

（1）治疗目赤肿痛：承泣穴配太阳穴。

（2）治疗口眼歪斜：承泣穴配阳白穴。

（3）治近视：承泣穴配睛明穴。

父母取穴按摩法

（1）患儿正坐、仰靠或者仰卧，眼睛直视前方，父母食指和中指伸直并拢，中指贴在患儿鼻侧。

（2）父母用食指的指尖按压患儿下眼眶的边缘处，患儿有酸痛感。

（3）父母双手的食指伸直，用食指指腹按揉患儿穴位，每次各按揉1～3分钟。

取穴　按摩

精确取穴

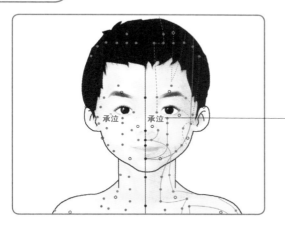

人体面部，瞳孔直下，眼球与眼眶下缘之间

承泣　承泣

取穴技巧

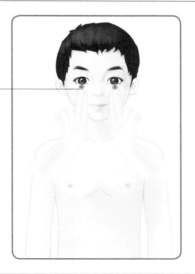

患儿正坐、仰靠或仰卧，眼睛直视前方，父母食指与中指伸直并拢，食指贴于鼻侧，中指指尖位于下眼眶边缘处，则中指指尖所在的位置即是该穴

父母按摩

父母双手食指与中指并拢伸直，以中指指腹揉按左右穴位，每次1~3分钟。

程度	中指压法	时间/分钟
轻		1~3

(主 治)　(目赤痛痒)　(口眼歪斜)　(头痛眩晕)

在中小学眼保健操中，有一节是"揉四白穴"，四白穴在眼眶下方的凹陷处。按揉这个穴位，对眼部保健极有好处。《甲乙经》曰："目痛口僻，戾目不明，四白主之。"《图翼》云："头痛目眩，目赤后翳，动流泪，眼弦痒，口眼僻不能言。"《铜人》曰："凡用针稳审方得下针，若针深，即令人目乌色。"这些记载，都说明了这个穴位的作用和特点。

命名："四"是数词，四面八方之意，也指此穴位所在的周围空间；"白"是可见的颜色，脉之色。胃经的经水在此处穴位迅速气化成天部之气。此穴的物质是从承泣穴传来的地部之水，性温热，从地部流到四白时，因为吸收脾土之热而在此处穴位迅速汽化，汽化后形成的白雾之状充斥四周，清晰可见，所以名"四白穴"。

功效：通络明目，活血养颜。

主治

（1）按揉四白穴对眼睛保健，治疗近视较有疗效。

（2）经常按摩此穴，有效治疗目赤痛、目翳、眼睑动、口眼歪斜、头痛眩晕等。

（3）按揉此穴，可缓解神经系统疾病如三叉神经痛、面神经麻痹、面肌痉挛等。

（4）可缓解角膜炎、夜盲、结膜瘙痒、角膜白斑、鼻窦炎、胆道蛔虫等疾病。

配伍治病

（1）治疗口眼歪斜：四白穴配阳白穴、地仓穴、颊车穴、合谷穴。

（2）治疗眼睑动：四白穴配攒竹穴。

（3）治疗头痛：四白穴配涌泉穴、大杼穴。

（4）治口眼歪斜、角膜炎：四白穴配颊车穴、攒竹穴、太阳穴。

父母取穴按摩法

（1）患儿正坐、仰靠或仰卧，父母两手中指和食指并拢伸直，不要分开，然后中指指肚贴患儿两侧鼻翼。

（2）父母食指指尖垂直按压患儿穴位所在之处，患儿有酸痛感。

（3）父母食指指腹揉按患儿左右穴位，每次 1 ~ 3 分钟。

取穴 按摩

精确取穴

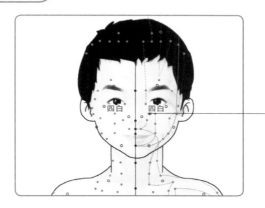

人体面部，双眼平视时，瞳孔正中央下约1.5厘米处

取穴技巧

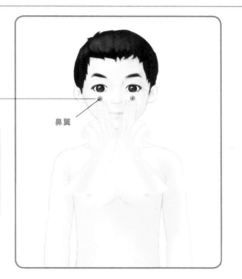

鼻翼

父母先以两手中指和食指并拢伸直，不要分开，然后食指指肚贴两侧鼻翼，中指指尖所按的位置即是

父母按摩

父母双手食指和中指并拢伸直，以中指指腹揉按左右穴位，每次1～3分钟。

程度	中指压法	时间 / 分钟
适度		1～3

03 地仓穴 孩子颜面神经麻痹有奇效

| 主 治 | 颜面神经麻痹 | 痉挛 | 疼痛 | 口歪 |

　　孩子在受了风寒、感冒以后，眼睛、眼皮、脸颊上的肌肉可能会跳动不已，严重的时候甚至还有可能口歪眼斜、不能远视、不能闭眼、不能言语；讲话时口齿不清、流口水；吃东西的时候无法咀嚼、眼肌痉挛。遇到这种情况后父母应一边配合中西医师的诊治，一边每日给孩子按压地仓穴。《铜人》云："失音，牙车疼痛，颔颊肿，项强不得回顾。"上述症状都可以用这个穴位来治疗。

　　命名：地，脾胃之土的意思；仓，五谷存储聚散之所；地仓穴的意思就是指胃经地部的经水在此处聚散。此处穴位的物质是胃经上部各穴位的地部经水聚集而成，再由此处穴位分流输配，具有仓储的聚散作用。因为地仓是一身之粮仓，国家之粮库，由君皇管辖，头为君皇之位，所以，这处穴位在头部而不在腹部。地仓穴也被称为"会维穴""胃维穴"。这个穴位的气血输配的正常与否，直接维系着人体的各种生理功能是否正常，所以称会维、胃维。

功效：祛风活血。

主治

（1）这个穴位对颜面神经麻痹（面瘫）、颜面神经痉挛、疼痛有一定的疗效。

（2）经常按压这个穴位，能缓解口歪、流涎、三叉神经痛、眼睑跳动等症状。

（3）长期按压这个穴位，对口渴、失音，目昏等病症具有很好的调理保健功效。

配伍治病

（1）治疗口歪、流涎、齿痛、唇缓不收：地仓穴配颊车穴、合谷穴。

（2）治疗口歪、流涎：地仓穴配颊车穴、合谷穴。

（3）治口噤不开：地仓穴配承浆穴。

父母取穴按摩法

（1）患儿正坐或仰卧，轻轻闭口。

（2）父母举起两手，用食指指甲垂直下压患儿口吻两旁的穴位，稍用力掐揉穴位，患儿有酸痛胀麻的感觉。

（3）每天按揉两次，每次1～3分钟。

取穴 按摩

精确取穴

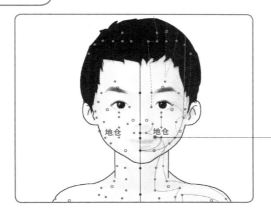

人体的面部，口角外侧，上直对瞳孔处

地仓 地仓

取穴技巧

患儿仰卧，轻闭口，父母举两手，用食指指甲垂直下压患儿唇角外侧两旁即是

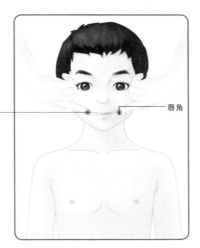

唇角

父母按摩

父母用食指指甲垂直下压患儿唇两旁穴位，稍用力掐揉，每次1～3分钟。

程度	食指压法	时间 / 分钟
重		1 ～ 3

04 颊车穴 儿童口眼歪斜按颊车

| 主 治 | 口眼歪斜 | 腮腺炎 | 颜面神经麻痹 |

孩子因病导致的口歪、眼斜，使得面部肌肉看起来极不协调，甚至扭曲变形，还有像患感冒引发的后遗症，或在脑卒中后导致的口眼歪斜等症状，父母遇到这些情况该怎么办呢？其实，父母只要坚持给孩子按摩颊车穴，就具有特殊的疗效。《甲乙经》曰："颊肿，口急，颊车痛，不可以嚼。"《图翼》云："颊车、地仓、水沟、承浆、听会、合谷，主口眼歪斜。"

命名：颊，指该穴位所在的部位是面颊；车，指运载的工具。"颊车"的意思就是指此处穴位的作用是将胃经的五谷精微气血循着运脉运上头部。此处穴位的物质是从大迎穴传来的五谷精微气血，到达此处穴位后，由于受内部心火的外散之热，气血物质就循着胃经输送到头部，就像用车载一样，所以名叫"颊车"。此处穴位另外还有几个别名，分别是"曲牙穴""机关穴""鬼床穴""牙车穴"。

功效：祛风通络，消肿止痛。

主治

（1）颊车穴对于口眼歪斜具有特殊的疗效。

（2）按摩此处穴位对于治牙关不开、颜面神经麻痹、声嘶沙哑、颌颊炎、颈部痉挛等毛病都有良好的效果。

（3）长期按压此处穴位，对腮腺炎、下牙痛等病症，也具有良好的保健和治疗功效。

配伍治病

（1）治三叉神经痛：颊车穴配合下关穴、阳白穴、合谷穴。

（2）治疗口眼歪斜：颊车穴配合地仓穴。

（3）治颞颌关节炎：颊车穴配下关穴、合谷穴。

父母取穴按摩法

（1）正坐或者仰卧，双手的大、小指稍曲，中间三指伸直。

（2）用中间三指按压下巴颊部，主要用中指指腹压在咬肌隆起处，有酸胀感。

（3）可以同时左右揉按（也可单侧揉按）。

（4）每次按压 1 ~ 3 分钟。

取穴　按摩

精确取穴

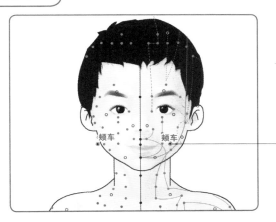

人体的头部侧面下颌骨边角上，向鼻子斜方向约1厘米处的凹陷中

颊车　颊车

取穴技巧

患儿正坐或仰卧，轻咬牙，父母一手大、小指稍曲，中间三指伸直，中间三指放于患儿下巴颏部，中指指腹压在咬肌隆起处即是

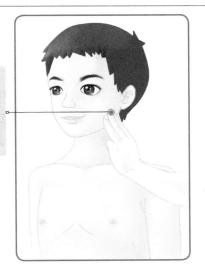

父母按摩

父母食指弯曲压在中指上，用中指指腹压在患儿咬肌隆起处揉按，可同时左右揉按（也可单侧），每次按压 1~3 分钟。

程度	中指折叠法	时间／分钟
适度		1~3

05 下关穴 要想口耳好，按摩下关少不了

| 主 治 | 耳聋 | 耳鸣 | 牙痛 | 口眼歪斜 |

《图翼》中说下关穴治"耳鸣耳聋，痛痒出脓"。《铜人》中说下关穴主治"偏风，口目歪，牙车脱臼"。《备急千金要方》中说"牙齿痛配下关、大迎、翳风、完骨；口失欠、下牙齿痛配下关、大迎、翳风"。《甲乙经》中说"耳鸣耳聋配下关、阳溪、关冲、腋门、阳关"。由此可见，如果能够在现代临床医学中灵活运用下关穴，并根据辨证选择不同的配穴，将具有非常好的疗效。

命名：下，指此处穴位调节的气血物质属阴、属下的浊重水湿；关，关卡的意思。因为本穴的物质是来自颊车们的天部水湿之气，上行至此处穴位后，水湿之气中浊重的部分冷降归地，此处穴位就犹如对上输头部的气血具有严格把关的作用，所以名叫"下关穴"。

功效：祛风活血，通窍止痛。

主治

（1）经常按摩下关穴，能够有效治疗耳聋、耳鸣、聤耳等疾病。

（2）长期按压下关穴对于齿痛、面痛、牙关紧闭、面神经麻痹都有良好的疗效。

（3）下颌脱臼、颞下颌关节炎、颞下颌关节功能紊乱综合征等，也可利用下关穴进行治疗。

（4）按摩下关穴，还能缓解眩晕、颈肿等症状。

配伍治病

（1）治由阳明热邪上扰导致的牙痛：下关穴配合谷穴。

（2）治风痰阻络造成的面瘫：下关穴配大迎、颊车、地仓、巨髎、风池。

（3）治肝胆火旺耳聋：下关穴配听宫穴、太冲穴、中渚穴。

父母取穴按摩法

（1）患儿正坐、仰卧或者仰靠，闭口，手掌轻轻握拳，父母食指和中指并拢，食指贴在患儿耳垂旁边。

（2）父母中指的指腹按压患儿穴位所在部位，患儿有酸痛感。

（3）父母用双手食指的指腹按压患儿两侧穴位，每次1～3分钟。

取穴 按摩

精确取穴

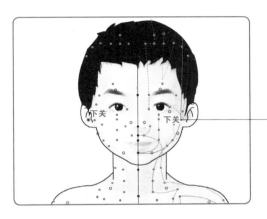

面部耳前方，当颧弓与下颌切迹所形成的凹陷中

下关

下关

取穴技巧

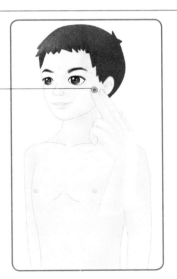

患儿正坐或仰卧、仰靠，闭口，父母手掌轻握拳，食指和中指并拢，食指贴在耳垂旁边，中指指腹所在位置即是

父母按摩

父母用双手中指指腹按压穴位，每次 1 ~ 3 分钟。

程度	中指折叠法	时间／分钟
适度		1 ~ 3

06 头维穴 头痛不可怕，头维赶走它

主治　头痛　目眩　口痛　脸部痉挛

关于这个穴位，《素问》王冰注："足少阳、阳明之会。"《甲乙经》曰："寒热头痛如破，目痛如脱，喘逆烦满，呕吐，流汗难言。"《金鉴》云："头维、攒竹二穴，主治头风疼痛如破，目痛如脱，泪出不明。"这些描述，说明了此穴位的性质和用处。经常按摩头维穴有助于缓解头痛、目痛、神经痛等疾病。

命名："头"是指穴位所在的位置，也指穴内物质调节的人体部位是头；"维"是维持、维系的意思。"头维"的意思就是说此处穴位的气血物质具有维持头部正常秩序的作用。头部乃诸阳之会，要依靠各条经脉不断输送阳气及营养物质才能够维持正常运行。"头维穴"也被称为"颡大穴"。

功效：通络止痛。

主治

（1）经常按摩头维穴，治疗寒热头痛、目痛多泪、喘逆烦满、呕吐流汗、眼睑瞤动不止、面部额纹消失、迎风泪出、目视不明等症。

（2）对偏头痛、前额神经痛、血管性头痛、精神分裂症，面神经麻痹、结膜炎、视力减退等，都具有一定的疗效。

配伍治病

（1）治疗头痛如破、目痛如脱：头维穴配大陵穴。

（2）治眼睑瞤动：头维穴配攒竹穴、丝竹穴。

（3）治疗迎风流泪之症：头维穴配临泣穴、风池穴。

（4）治疗血管性头痛：头维穴配角孙穴、百会穴。

父母取穴按摩法

（1）患儿正坐、仰靠或仰卧，父母食指与中指并拢，中指指腹患儿位于头侧部发际里发际点处。

（2）父母用食指指腹按压所在之处，患儿有酸胀感。

（3）在患儿瞬间吐尽空气的同时，父母用双手拇指指腹强压，每秒钟按压1次，如此重复 10 ~ 20 次。

取穴 按摩

精确取穴

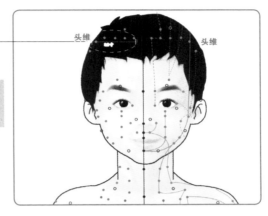

头侧部，当额角发际上
0.35 寸，头正中线旁 3.3
寸处

取穴技巧

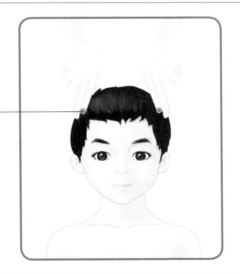

患儿正坐或仰靠、仰卧，
父母用食指与中指并拢，
中指指腹位于头侧部发际
里发际点处，食指指腹所
在处即是

父母按摩

患儿在瞬间吐尽空气的同时，
父母用双手拇指指腹强压，每
秒钟按压一次，如此重复 10 ~
20 次。

程度	拇指压法	时间 / 分钟
重		20 ~ 30

07 滑肉门穴 治疗儿童肥胖症的法宝

主治 | **肥胖** | **舌强** | **慢性胃肠病** | **胃痛**

物质生活水平提高了，人们的生活富裕了，现在的小孩都是家中一宝，有什么要求都会尽量满足，于是一个个小胖子就出现了，严重的甚至到了小儿肥胖症的地步。小孩子能吃饭是好事，但是小儿肥胖不能忽视。赶快下决心给孩子减肥吧！只要父母能够每天坚持不懈地给孩子按摩滑肉门穴位，就能够起到减肥的显著效果。关于这个穴位，《外台》曰："主狂癫疾，吐舌。"《图翼》曰："癫狂，呕逆，吐血，重舌舌强。"

命名： 滑，滑行的意思；肉，脾之属，土的意思；门，出入的门户。"滑肉门"的意思是说胃经中的脾土微粒在风气的运化下，输布人体各部位。此处穴位的物质是从太乙穴传来的强功风气，而本穴所处的位置是脾所主的腹部，土性燥热，在风气的作用下脾土微粒吹刮四方。脾土微粒的运行如同滑行之状，所以名"滑肉门"，也称"滑肉穴""滑幽门穴"。

功效： 健美减肥，润滑脾胃。

主治

（1）每天坚持按摩此处穴位，对调理人体脂肪、健美减肥具有非常明显的效果。

（2）经常按摩滑肉门，能够治疗吐舌、舌强、重舌等病症。

（3）长期按压此处穴位，对慢性胃肠病、呕吐、胃出血、肠套叠、脱肛等疾病，都具有很好的调理保健效果。

配伍治病

胃痛：滑肉门穴配足三里穴。

父母取穴按摩法

（1）患儿仰卧或正坐，父母举起双手，掌心向下，放置在患儿肚脐上一寸，旁开两寸的部位。

（2）父母用食指、中指、无名指的指腹垂直下按，因为此处肉厚，所以要稍微用些力，再向外拉，用力揉按，有酸、胀、痛的感觉。

（3）早晚给孩子各按揉一次，每次按揉 1～3 分钟。

取穴 按摩

精确取穴

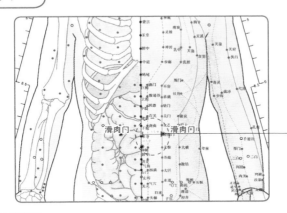

人体的上腹部，当脐中上 0.7 寸，距前正中线 1.5 寸处即是

取穴技巧

患儿仰卧，父母拇指与小指弯曲，中间三指伸直并拢，手指朝下，以食指第一关节贴于患儿肚脐之上，则无名指第二关节所在位置即是该穴

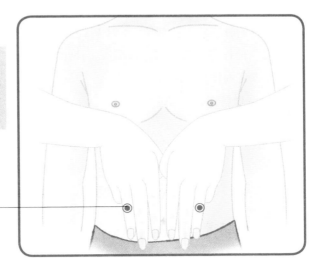

父母按摩

父母以食、中、无名三指，指腹垂直下按，再向外拉，出力揉按，早晚各一次，每次揉按 1 ~ 3 分钟。

程度	三指压法	时间 / 分钟
重		1 ~ 3

08 天枢穴 天枢帮忙，孩子便秘不用愁

《千金方》曰："小便不利……灸天枢百壮。天枢，主疟振寒，热盛狂言。天枢，主冬月重感于寒则泄，当脐痛，肠胃间游气切痛。"这说的都是此穴位的作用。儿童由于年龄较小，很难控制自己的饮食，经常受到消化不良和排泄不畅的困扰，尤其不正常的排便，如便秘，或者吃了腐坏的食物拉肚子，腹痛难忍，等等，都会让人极其难受，不但对身体健康不利，情况严重的还会影响到工作、学习。如果你遇到了这种情况，只要按摩天枢穴，就能够有效刺激并调整肠胃的蠕动，起到良好的改善作用。

命名： 天枢是天星名，即天枢星。脾胃是后天之本，在五行中属土。此处穴位是足胃经经脉的脉气发出的部位，位于胃经的枢纽位置，所以名"天枢"，也称长溪穴、谷门穴、长谷穴、循际穴、谷明穴、补元穴、循元穴。此处穴位输出的强盛之气具有补充强化人体后天之气的作用。

功效： 调理肠胃，疏经止痛。

主治

（1）此处穴位正好在大肠通过的地方，经常按摩，能够治疗便秘、腹泻、肠鸣等病症。

（2）按揉此处穴位，对腹痛、虚损劳弱、伤寒等疾病有很好的抑制作用。

配伍治病

（1）治腹胀肠鸣：天枢穴配足三里穴。

（2）治绕脐痛：天枢穴配气海穴。

（3）治便秘、泄泻：天枢穴配上巨虚穴、下巨虚穴。

父母取穴按摩法

（1）患儿仰卧或正坐。

（2）父母用双手按在患儿左右两边穴位，手掌心向下，用食指、中指、无名指的指腹垂直下按并向外揉压，施力点在中指的指腹。

（3）每天早晚各一次，每次揉按 1 ~ 3 分钟。

取穴　按摩

精确取穴

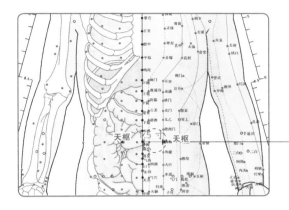

腹中部，平脐中，距脐中 2 寸处

天枢　天枢

取穴技巧

患儿仰卧或正坐，父母手背向外，拇指与小指弯曲，中间三指并拢，以食指指腹贴于肚脐，无名指所在的位置即是

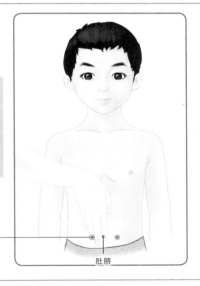

肚脐

父母按摩

父母双手掌心向下，以食指、中指、无名指三个手指头垂直下按并向外揉压，施力点在中指指腹。每天早晚各按一次，每次揉按 1 ~ 3 分钟。

程度	三指压法	时间 / 分钟
适度		1 ~ 3

09 气冲穴 孩子疝气不用怕

主 治　肠鸣腹痛　疝气

《素问·痿论篇》中说："冲脉者，经脉之海也，主渗灌溪谷，与阳明合于宗筋，阴阳总宗筋之会，会于气街，而阳明为之长……"意思是说冲脉是人体各经脉之源，并且会于足阳明气街穴，气街穴就是气冲穴。关于这个穴位的作用，《千金方》云："主腹中满热，淋闭不得尿。"关于这个穴位的特点，《铜人》云："炷如大麦，禁不可针。"这个穴位，既能够有效治疗孩子的腹痛，更对小孩常见的疝气有独特的疗效。疝气是小孩的一种常见病症，手术治疗会有伤害内脏器官的危险，而通过按摩气冲穴，则可以避免手术给孩子带来的潜在危险。

命名：气，指此处穴内的气血物质是气；冲，突的意思；"气冲"的意思是说此处穴位的气血物质是气，它的运行状况是冲突而行。因为本穴的物质有两个来源，一是归来穴下行的细小经水，二是体内冲脉外传体表之气。由于冲脉外传体表之气强劲有力，运行如冲突之状，所以名气冲穴。气冲穴也称气街穴、羊屎穴。

功效：行气活血，温通筋脉。

主治

长期按压这个穴位，能够治疗腹痛、疝气。

配伍治病

（1）治疗肠鸣、腹痛：气冲穴配气海穴。

（2）治疗疝气：气冲穴配曲泉穴、太冲穴。

（3）治呃逆：气冲穴配内关穴、太冲穴。

父母取穴按摩法

（1）患儿仰卧，父母五指并拢，把大拇指放在患儿肚脐处，找出肚脐的正下方，小指边缘的边位，再以此为基点，另一只手中间三指并拢，指尖朝下，把食指放在这个基点上，此时，无名指按压所在部位，患儿有酸胀感。

（2）父母用食指的指腹按揉这个穴位。

（3）每天早晨各按揉 1～3 分钟。

取穴　按摩

精确取穴

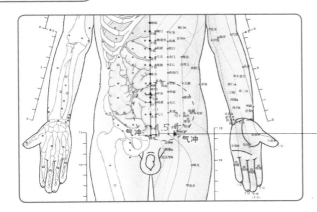

人体的腹股沟稍上方，当脐中下5寸，距前正中线2寸处

取穴技巧

惠儿正坐或仰卧，父母一手五指并拢，指尖朝左，将拇指放于肚脐处，找出惠儿肚脐正下方，小指边缘的位置，再以此为基点，右手中间三指并拢，指尖朝下，将食指置于此基点，则无名指所在的位置即是该穴

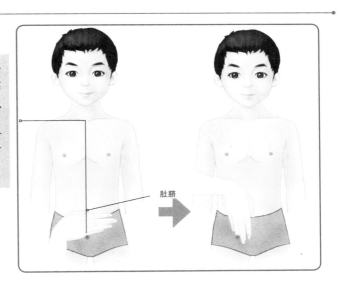

肚脐

父母按摩

父母以食指指腹揉按，每日早晚各揉按1~3分钟。

程度	食指压法	时间／分钟
适度		1~3

10 犊鼻穴 儿童膝关节痛的克星

| 主 治 | 膝关节痛 | 下肢麻痹 | 脚气水肿 |

儿童处于快速生长时期，常会出现"生长痛"的情况，这种疼痛无大碍，会自动消失，但是病理性疼痛，如风湿性关节炎引起的疼痛就对孩子的身体影响非常大。父母只要长期坚持给孩子按摩犊鼻穴，就具有很好的保健调节作用，并能够使病情多多少少得到一些改善。关于这个穴位，《素问》云："刺膝髌出液为跛。"《资生经》云："膝及膝下病；膝膑痛肿。"

命名："犊"的意思是指小牛、脾土；"鼻"的意思是指牵牛而行的上扪之处。因为此处穴位的物质是从梁丘穴传来的地部经水，从梁丘穴的高位直接流落到本穴的低位，经水的运行方式就如同瀑布垂直跌落一样，而本穴的地部脾土微粒又被经水承运而行，就如同牛被牵引着顺从行走一样。

功效：通经活络，疏风散寒，理气消肿，止痛。

主治

（1）长期按摩此穴，能够治疗膝关节痛、下肢麻痹、脚气水肿、膝脚无力等症。

（2）长期按压这个穴位，对肛门括约肌功能消失或减退，常下痢或大便失禁等，也具有很好的治疗、调理、保健作用。

（3）按摩儿童处于快速生长时期，常会出现"生长痛"的情况。

配伍治病

（1）治膝痛：犊鼻穴配阳陵泉、足三里穴。

（2）治膝麻木：犊鼻穴配髀关穴、阳陵泉穴。

（3）治膝关节炎：犊鼻穴配梁丘穴、阳陵泉穴。

（4）治髌骨脂肪垫劳损：犊鼻穴配阳陵泉穴、委中穴、承山穴。

父母取穴按摩法

（1）患儿正坐或仰卧、膝盖关节作90°弯曲。

（2）父母双手掌心向下，轻置膝盖上。

（3）父母用中指的指腹用力伸入穴位，垂直揉按，患儿会有酸胀感和痛感。

（4）每天早晚各揉按一次，每次揉按1～3分钟。

取穴　按摩

精确取穴

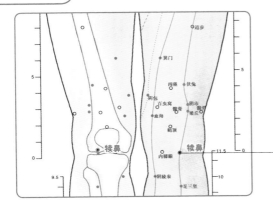

迈步
箕门
四强　伏兔
阴包
百虫窝　阴市
髋骨
血海　梁丘
鹤顶
犊鼻　犊鼻
内膝眼
阴陵泉　足三里
9.5
5
0
11.5
10

膝部，髌骨下缘，髌韧带
（髌骨与胫骨之间大筋）两
侧有凹陷，其外侧凹陷中

取穴技巧

父母双手掌心向里，轻置于
患儿膝盖上，中指放于膝盖
髌骨下外侧的凹陷处，则食
指所在位置即是

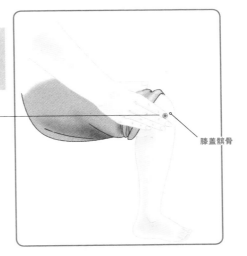

膝盖髌骨

父母按摩

父母双手掌心向里，轻置膝盖
上。以食指指腹用力伸入穴位，
垂直揉按。每天早晚各一次，每
次揉按 1 ~ 3 分钟。

程度	食指压法	时间 / 分钟
适度		1 ~ 3

11 足三里穴 按摩足三里，强壮孩子身体

| 主 治 | 膝关节痛 | 下肢麻痹 | 脚气水肿 |

经常给孩子按摩足三里穴，具有治疗保健的效果。可有效防治胃部抽搐、胃腹闷胀、吐酸、呕吐、腹泻、便秘等症状。《灵枢》云："邪在脾胃，则病肌肉痛，阳气有余，阴气不足，则热中善饥；阳气不足，阴气有余，则寒中肠鸣腹痛。阴阳俱有余，若俱不足，则有寒有热。皆调于足三里。"

命名：足三里是胃经的合穴，也就是胃脏精气功能的聚集点，主治腹部上、中、下三部之症，因此名为"三里"。此穴位于人体下肢，为了和手三里相区别，所以称为"足三里"。

功效：补气行气，调理脾胃，疏通经络，清理水湿。

主治

（1）此穴有养生保健的功能，能够增强体力、消除疲劳、强壮神经、预防衰老，对结核病、伤风感冒、风心病、肺心病、脑出血后遗症具有预防治疗的作用。

（2）经常按摩此穴，能够防治肠胃疾病，如胃肠虚弱、食欲不振、腹膜炎、肠雷鸣、腹泻、便秘、消化吸收不良、肝脏疾患、胃痉挛、急慢性胃炎、口腔及消化道溃疡、急慢性肠炎、胰腺炎、腹水膨胀、肠梗阻、痢疾、胃下垂等。

（3）按摩此穴还能增强下肢体力，防治四肢肿满、倦怠、股膝酸痛、软弱无力等症，对胫腓骨神经痛、坐骨神经痛、小儿麻痹、风湿痹痛、末梢神经炎等都有疗效。

配伍治病

（1）治胃痛：足三里穴配中脘穴、梁丘穴。

（2）治呕吐：足三里穴配内关穴。

（3）治腹胀：足三里穴配气海穴。

（4）治下肢痹痛：足三里穴配阳陵泉穴、悬钟穴。

父母取穴按摩法

（1）患儿正坐，父母除大拇指外其余四指并拢，放在患儿外膝眼直下四横指处。

（2）父母用中指的指腹垂直用力按压，患儿有酸痛、胀、麻的感觉。

（3）每天早晚各揉按一次，每次1～3分钟。

取穴　按摩

精确取穴

外膝眼

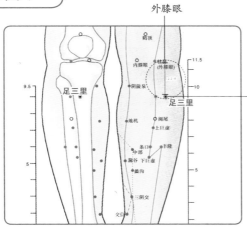

鹤顶

内膝眼 犊鼻
(外膝眼)

11.5

阴陵泉

10

足三里 9.5

足三里

地机

阑尾

上巨虚

条口

丰隆

中部

蠡沟 下巨虚

5

5

三阴交

公

> 外膝眼下3寸，距胫骨前
> 嵴1横指，当胫骨前肌上

取穴技巧

> 正坐，屈膝90°，手心对髌
> 骨（左手对左腿，右手对右
> 腿），手指朝向下，无名指指
> 端处即是该穴

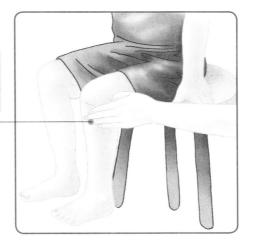

父母按摩

父母以中指指腹垂直用力按压，每
日早晚各揉按一次，每次1~3分
钟。

程度	中指折叠法	时间 / 分钟
重		1 ~ 3

12 丰隆穴 孩子咳痰不用愁

主治　痰多　咳嗽　头痛　眩晕

　　有的孩子经常胸闷有痰，整天咳嗽，而且喉咙经常感到淤塞，等到好不容易咳出了一口浓痰后，却又不知道该吐到哪里。父母遇到这种情况也不用担心，只要坚持长期按摩丰隆穴，就能够使情况得到改善。因为丰隆穴是一个疗效很好的化痰穴，对人体具有很好的调理保健功能。《甲乙经》曰："厥头痛，面浮肿，烦心，狂见鬼，嘻笑不休。"《千金方》曰："主胞痛如刺，腹若刀切痛。"

　　命名：丰隆穴是足胃经与足脾经的络穴，因为足胃经谷气（胃食五谷之气）隆盛，至此丰溢，穴上肌肉丰满而隆起，所以名为丰隆。此穴也称足阳明络穴，因为此处穴位处于胃经下部，气血物质汇聚而成的天之下部的水湿云气，为云化雨降之处，气压低下，胃经及脾经天部水湿浊气汇合于此，所降之雨又分走胃经及脾经各部，有联络脾胃二经各部气血物质的作用。

　　功效：化痰，通络，活血，止痛。

　　主治

　　（1）丰隆穴是中医针灸中最好的化痰穴，长期按压此处穴位，治痰多、咳嗽等疾患。

　　（2）长期按压此穴，还能够治疗头痛、眩晕、下肢神经痉挛、麻痹，便秘、尿闭等病症，具有很好的调理保健功能。

　　配伍治病

　　（1）治疗眩晕：丰隆穴配风池穴。

　　（2）治疗痰多咳嗽：丰隆穴配尺泽穴、肺俞穴。

　　（3）治狂病：丰隆穴配冲阳穴。

　　父母取穴按摩法

　　（1）患儿正坐、屈膝、垂足。

　　（2）父母按取外膝眼到外踝尖连线中点。

　　（3）父母用食指、中指、无名指的指腹按压（中指用力）穴位，患儿有酸痛感。

　　（4）每天早晚各按揉一次，每次 1 ~ 3 分钟。

取穴　按摩

精确取穴

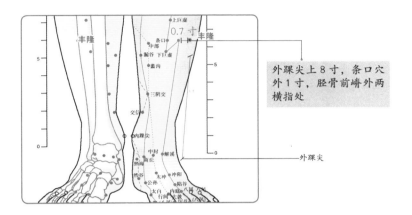

外踝尖上 8 寸，条口穴外 1 寸，胫骨前嵴外两横指处

外踝尖

取穴技巧

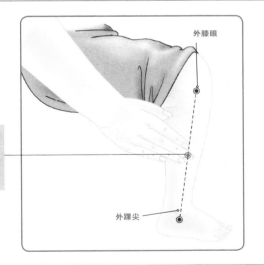

正坐、屈膝、垂足，一手手指放于同侧腿的侧部，其中中指位于外膝眼到外踝尖连线的中点处，则中指所在位置即是穴位

外膝眼

外踝尖

父母按摩

父母以食、中、无名三指指腹按压（中指用力），每日早晚各按一次，每次 1 ~ 3 分钟。

程度	三指压法	时间 / 分钟
适度		1 ~ 3

13 解溪穴 解开您心中的烦恼

| 主 治 | 牙疼 | 目赤 | 头痛 | 眩晕 | 腹胀 |

孩子没有蛀牙，牙齿却非常疼。不但牙疼，而且心烦、眉棱骨痛、眼睛还布满了红丝，或者脸面的颜色不知缘由越来越泛灰黑色，并伴有浮肿的现象。这时候家长需要按摩解溪穴，长期坚持，可改善以上症状。《甲乙经》曰："白膜覆珠，瞳子无所见；风水面胕肿，颜黑。解溪主之。"《千金方》云："腹大下重；厥气上柱腹大；膝重脚转筋，湿痹。"《图翼》曰："泻胃热。"

命名：解，散的意思；溪，地面流行的经水。"解溪"就是指胃经的地部经水由本穴解散并流溢四方。此穴的物质是丰隆穴传来的地部经水，经水流于本穴后，因为此处穴位的通行渠道狭小，所以地部经水满溢而流散经外，因此名为"解溪"。

功效：通络祛火，消炎止痛。

主治

（1）因为此处穴位能引上焦（胸部，乳房以上的部位）郁热下行，所以，按摩此穴位，能够治疗牙疼、烦心、目赤等病症。

（2）长期按摩此处穴位，对头痛、眩晕、腹胀、便秘、脚腕痛、下肢痿痹、肾炎、肠炎、口痛及眼疾等病症，都有很好的调理保健功能。

（3）现代中医临床中，常利用此穴治疗足下垂、神经性头痛、胃肠炎、踝关节及周围的软组织疾患。

配伍治病

（1）治疗踝部疼痛：解溪穴配昆仑穴、太溪穴。

（2）治疗腹胀：解溪穴配商丘穴、血海穴。

（3）治膝股肿痛，脚转筋：解溪穴配条口穴、丘墟穴、太白穴。

父母取穴按摩法

（1）患儿正坐，腿屈膝，脚放平，父母用手掌抚患儿膝盖处，大指在上、四指的指腹循胫骨直下至足腕处，在系鞋带处，两筋之间有一凹陷。

（2）用中指的指腹向内用力按压。

（3）每天早晚各按压一次，每次 1～3 分钟。

取穴 按摩

精确取穴

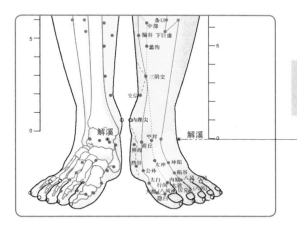

足背与小腿交界处的横纹中央凹陷处，当拇长伸肌腱与趾长伸肌腱之间

取穴技巧

正坐，一腿屈膝，脚放平，用同侧的手掌抚膝盖处，大指在上、四指指腹循胫骨直下至足腕处，在系鞋带处、两筋之间的凹陷即是该穴

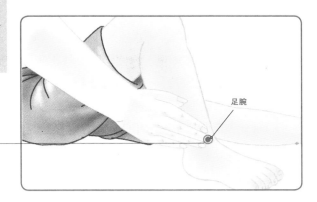

足腕

父母按摩

父母以中指指腹向内用力按压穴位，每天早晚各按一次，每次1～3分钟。

程度	中指折叠法	时间／分钟
重		1～3

14 内庭穴 手脚冰冷找内庭

主 治 **四肢冰冷** **流鼻血** **咽喉肿痛**

你是否经常感到孩子双手双脚都是冰凉的，是否喜欢闭门在家中独自静坐，是否厌恶嘈杂的人声以及嘈杂的环境，是否经常心烦意乱？如果这样的话，那就赶快按摩孩子的内庭穴吧，一定会收到立竿见影的作用。"内庭次趾外，本属足阳明，能治四肢厥，喜静恶闻声，瘾疹咽喉疼，数欠及牙疼，疟疾不能食，针着便惺惺。"这首歌谣，说的就是内庭穴的作用。

命名： 内，指深处；庭，指居处；因为这个穴位治疗的病症，几乎不在穴位近处，而是多在头、脑、腹、心这样的部位，它的主要作用与人体内部组织有关，门内称庭，此穴之下为厉兑穴，兑在《易经》中指的是口，口为门，此处穴位在门之内，所以名为内庭穴。

功效： 通络活血，消食导滞。

主治

（1）若时常四肢冰冷，喜欢独处静卧，不喜听闻人声，按摩此穴具有一定疗效。

（2）对牙齿痛、风疹块、急性肠胃炎以及各种急慢性胃炎，具有特殊的疗效。

（3）长期按压此穴位，对流鼻血、口歪、咽喉肿痛、胃痛吐酸、腹胀、泄泻、痢疾、便秘、足背肿痛、跖趾关节痛等病症，具有很好的保健调理功能。

（4）现代中医临床中，常用此穴治疗急慢性肠胃炎、扁桃体炎、跖趾关节痛等。

配伍治病

（1）治疗牙龈肿痛：内庭穴配合谷穴。

（2）治疗各种热病：内庭穴配太冲穴、曲池穴、大椎穴。

（3）治口歪：内庭穴配地仓穴、颊车穴。

父母取穴按摩法

（1）患儿正坐屈膝，把脚抬起，放在另一条腿上。

（2）父母把手的四指放在脚掌底部，托着脚，手的大拇指放在脚背。

（3）父母弯曲大拇指，用指尖下压揉按内庭穴，患儿有胀痛的感觉。

（4）早晚各揉按一次，先左后右，每次揉按1～3分钟。

取穴 按摩

精确取穴

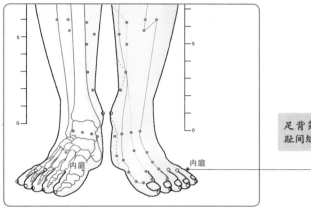

足背第二、第三
趾间缝纹端处

内庭

内庭

取穴技巧

正坐屈膝，把脚抬起，放另一腿
上，用对侧手之四指置脚掌底托
着，手大拇指在脚背，并置于脚
食指与中指之间，脚叉缝尽处的
陷凹中即是

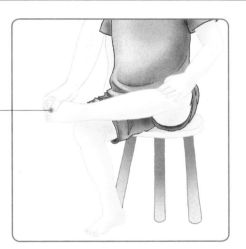

父母按摩

父母弯曲大拇指，用指尖下压揉
按穴位，早晚各一次，先左后
右，各揉按 1 ~ 3 分钟。

程度	拇指压法	时间 / 分钟
适度		1 ~ 3

15 厉兑穴 常按厉兑睡眠好

主 治 **多梦** **口歪** **肝炎** **脑贫血**

　　不知为什么，有的孩子整夜都睡不了觉，哭泣不止，等到了白天，他们却全身疲乏、四肢无力，始终都打不起精神来，而且总想睡觉。遇到这种情况只要坚持按压厉兑穴，就能够改善以上症状。《千金方》云："头热；龋齿；喉痹；哽咽寒热；面浮肿；嗜卧；四肢不欲动摇；吐舌戾颈。"《大成》："疮疡从髭出者，厉兑、内庭、陷谷，冲阳，解溪……尸厥如死及不知人，灸厉兑三壮。"

　　命名："厉"的意思是危、病；"兑"的意思是"口"。在中医里面，把胃称为水谷之海，我们的身体接受食物必须要使用口。而此处穴位主要治疗口噤不能食、口歪，以及胃肠等方面的疾病，所以名叫"厉兑"。厉兑穴有三个，分别叫厉兑穴，第二厉兑穴，第三厉兑穴。

　　功效：通络安神，健胃消食。

　　主治

　　（1）长期按摩厉兑穴，能够改善睡眠多梦、睡不安稳等症状。

　　（2）长期按摩此处穴位，可有效治疗口噤不能食、口歪、口肌麻痹及萎缩等症。

　　（3）长期按压此处穴位，对腹胀、肝炎、脑贫血、鼻出血、足冷等疾病具有很好的调理保健作用。

　　配伍治病

　　（1）治多梦：厉兑穴配内关穴、神门穴。

　　（2）治痤疮：厉兑穴配少商穴。

　　（3）治顽固性失眠：厉兑穴配隐白穴。

　　父母取穴按摩法

　　（1）患儿正坐屈膝，把脚抬起放在另一条腿上。

　　（2）父母将手的四指放在脚底，托着脚，拇指放在脚背。

　　（3）父母大拇指弯曲，用指甲垂直掐按在穴位处，患儿有刺痛感；或者直接掐按手指上的穴位。

　　（4）每天早晚各掐按一次，先左后右，每次1～3分钟。

取穴 按摩

精确取穴

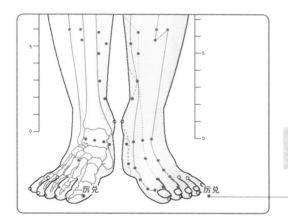

足部第二趾末节外侧，
距趾甲角 0.1 寸处

厉兑
厉兑

取穴技巧

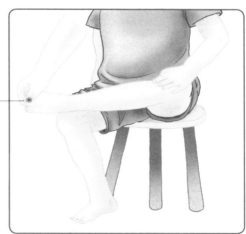

正坐屈膝，把脚抬起放在另一腿上。用对侧手的四指置脚底托着，拇指在脚背。弯曲大拇指下压，其指甲所在第二趾外侧指甲角处即是

父母按摩

父母以大拇指指甲垂直掐按穴位，每日早晚各掐按 1～3 分钟，先左后右。

程度	拇指压法	时间／分钟
适度	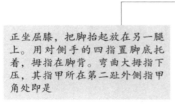	1～3

第四章　足太阴脾经穴

足太阴脾经是阴经，跟脏联系最紧密，尤其是脾、胃和心，同时它也是治疗妇科病的首选经穴。此经脉始于大脚趾末端，后从胃部分出支脉，通过膈肌，流注心中，接手少阴心经。主要循行在胸腹部及下肢内侧。

本经穴位主治胃病、妇科、前阴病及经脉循行部位的其他病症。《灵枢经脉》中说：「脾足太阴之脉是主脾所生病者：舌本痛，体不能动摇，食不下，烦心，心下急痛，溏瘕泄，水闭，黄疸，不能卧，强立，股膝内肿、厥，足大指不能用。」

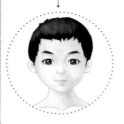

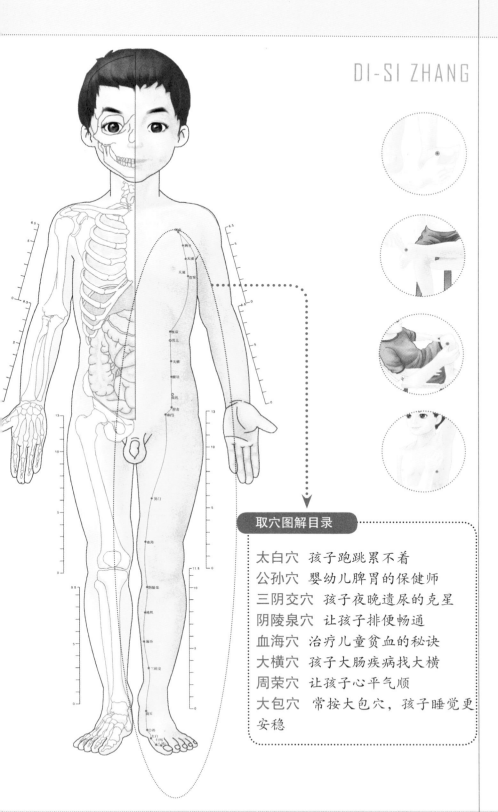

本章看点

太白穴 孩子跑跳累不着

主 治 **湿疹** **胃痛** **腹胀** **吐泻**

太白穴出自《灵枢·本输》，属于足太阴脾经。能够治疗由各种原因引起的脾虚。在中医理论中，脾主肌肉，如果孩子突然运动或者搬提了过重的物品，就会导致脾气耗损太多，使得肌肉内部气亏，此时敲打或用力揉按太白穴，能调理疏通经气，迅速消除肌肉酸痛等症状，孩子运动过度造成的局部受伤也可用此方法治疗。

命名： 太，大的意思；白，肺的颜色，气也；"太白"就是脾经的水湿云气在此吸热蒸升，化为肺金之气。此处穴位的物质是从大都穴传来的天部水湿云气，到达此穴后，受长夏热燥气化蒸升，在更高的天部层次化为金性之气，所以称太白穴。

功效： 健胃，消食，止痛。

主治

（1）经常按摩、捶打此处穴位，能够治疗各种脾虚，如先天脾虚、肝旺脾虚、心脾两虚、脾肺气虚、病后脾虚等。

（2）按揉此穴，对胃痛、腹胀、吐泻、痢疾、肠鸣等，具有良好的治疗效果。

（3）按揉此穴，还能治疗便秘、脚气。

（4）点揉此穴可以调控血糖指数，血糖高的可以降下来，血糖低的可以升上去。

配伍治病

（1）治疗胃痛：太白穴配中脘穴、足三里穴。

（2）治疗热病：太白穴配鱼际穴、太渊穴、大都穴。

（3）治周身乏力、四肢倦怠：太白穴配合谷穴、足三里穴、三阴交穴

（4）治视物模糊：太白穴配太冲穴

父母取穴按摩法

（1）患儿把脚抬起，放在另外一条大腿上，父母用手的大拇指按压脚的内侧缘，靠近足大趾的凹陷处，患儿有酸胀感。

（2）父母用大拇指的指腹垂直按压穴位。

（3）两侧穴位每天早晚各按压一次，每次按压 1 ~ 3 分钟。

取穴　按摩

精确取穴

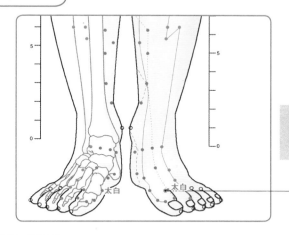

足内侧缘，足大趾本节
（第一跖骨关节）后下方
赤白肉际凹陷处

取穴技巧

患儿仰卧，父母以手的大拇指
按脚的内侧缘靠近足大趾的凹
陷处即是

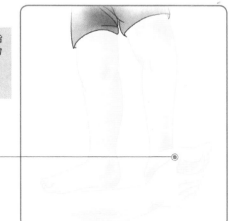

父母按摩

父母以拇指指腹垂直按压穴
位，每日早晚各按一次，每
次左右各按压 1～3 分钟。

程度	拇指压法	时间 / 分钟
适度		1～3

| 主 治 | 胃痛 | 呕吐 | 腹泻 | 胸闷 |

《史记·五帝本纪》说："黄帝者，少典之子，姓公孙，名曰轩辕。"公孙就是黄帝，黄帝位居中央，统治四方，就犹如孩子体中的公孙穴，总督脾经和冲脉，统领全身。而作为统领全身的穴位，它最直接、最明显的效果就体现在孩子身体的胸腹部。出现在胸腹部的所有问题，例如腹胀、不明原因的腹痛、心痛、胃痛、胸痛，都可以通过按压公孙穴得到缓解。

命名：公孙，即公之辈与孙之辈，指此处穴位内的气血物质与脾土之间的关系。在五行中，脾经物质属土，其父为火，其公为木，其子为金，其孙为水。此穴内物质来自两个方面，一是太白穴传来的天部之气；二是地部孔隙传来的冲脉高温经水。脾经与冲脉的气血在此穴相会后化成了天部的水湿风气。

功效：和胃祛痛，消肿止泻。

主治

（1）按揉此穴，能有效调理脾胃、冲脉，可以治疗胃痛、腹痛、呕吐、腹泻、痢疾等疾病。

（2）对足踝痛、颜面浮肿、食欲不振等具有良好的疗效。

（3）长期按压此穴，对腹胀、不明原因的腹痛、胸闷具有很好的调理保健作用。

配伍治病

（1）治呕吐痰涎，眩晕不已：公孙穴配丰隆穴、中魁穴、膻中穴。

（2）治饮食停滞，胃脘疼痛：公孙穴配解溪穴、中脘穴、足三里穴。

（3）治足趾麻痛：公孙穴配束骨穴、八风穴。

（4）治胁肋下痛：公孙穴配支沟穴、章门穴、阳陵泉穴。

父母取穴按摩法

（1）患儿正坐，将左足翘起放在右腿上。

（2）父母用手轻握左足背，大拇指弯曲。

（3）指尖垂直揉按穴位，患儿有酸、麻、痛的感觉。

（4）每天早晚各揉按一次，每次揉按1～3分钟。

取穴　按摩

精确取穴

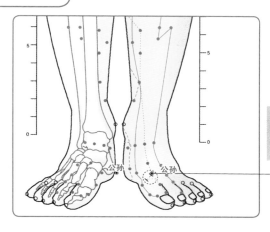

足内侧第一跖骨基底部前下缘，第一脚趾关节后0.7寸处

取穴技巧

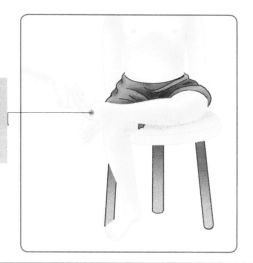

患儿正坐，将脚翘起放在另一腿上。父母将手的食指与中指并拢，中指位于足内侧大趾的关节后，则食指所在位置即是

父母按摩

父母以拇指指尖垂直揉按穴位，每天早晚揉按一次，每次揉按左右脚各1~3分钟。

程度	拇指压法	时间／分钟
适度		1~3

03 三阴交穴 孩子夜晚遗尿的克星

| 主 治 | 难产 | 不安 | 腹泻 | 月经不调 |

小孩子"尿床"不是稀罕事，但若是到了 3 岁以上，您的孩子还是经常尿床，并且常常夜啼不止，那就需要给孩子按摩"三阴交穴"。"三阴交"这个穴位的名称最早出现于《黄帝明堂经》。从唐代开始，"三阴"被理解为太阴、少阴、厥阴，并被视为三阴经交会穴，沿袭至今。它是肝、脾、肾三条阴经的交会穴，肝藏血、脾统血、肾藏精。肾为先天之本，脾为后天之本，先天依赖于后天的滋养，后天来自先天的促动，所以，经常按揉三阴交穴，可以调补肝、脾、肾三经的气血，让孩子健健康康。

命名：三阴，即足三阴经；交，交会的意思。"三阴交"的意思就是指足部的三条阴经中气血物质在此穴交会。此穴物质有脾经提供的湿热之气，肝经提供的水湿风气，肾经提供的寒冷之气。三条阴经气血交会于此，故名"三阴交"。三阴交穴也称承命穴、太阴穴、下三里穴。

功效：健脾利湿，兼调肝肾。

主治

（1）按压此穴能够使腹胀、消化不良、食欲不振、肠绞痛、腹泻、失眠、神经衰弱、全身无力、下肢麻痹、神经痛、脚气病。

（2）三阴交穴能排除瘀血，产生新血，经常按摩此穴能有效去除头皮屑。

配伍治病

（1）治肠鸣泄泻：三阴交穴配足三里穴。

（2）治小儿遗尿：三阴交穴配长强穴。

（3）治失眠：三阴交穴配神门穴。

父母取穴按摩法

（1）患儿正坐，抬起一只脚，放置在另一条腿上。

（2）父母一只手的大拇指除外，其余四指轻轻握住内踝尖。

（3）父母大拇指弯曲，用指尖垂直按压胫骨后缘，患儿会有强烈的酸痛感。

（4）每天早晚各按一次，每次揉按 1 ~ 3 分钟。

取穴 按摩

精确取穴

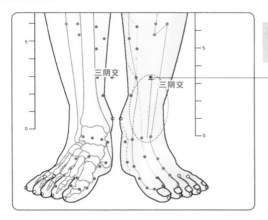

三阴交

三阴交

小腿内侧，足内踝尖上3寸，胫骨内侧缘后方

取穴技巧

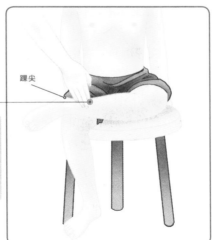

踝尖

患儿正坐，抬脚置另一腿上，父母以手除拇指外的四指并拢伸直，并将小指置于足内踝上缘处，则食指下，踝尖正上方胫骨边缘凹陷处即是该穴

父母按摩

父母以大拇指指尖垂直按压穴位，每天早晚各一次，每次左右足各揉按1～3分钟。

程度	拇指压法	时间／分钟
适度	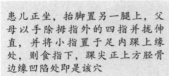	1～3

04 阴陵泉穴 让孩子排便顺畅

> 主 治　腹胀　腹泻　水肿　小便不利

《千金方》中说："阴陵泉、关元，主寒热不节，肾病不可俯仰，气癃尿黄；阴陵泉、阳陵泉，主失禁遗尿不自知；阴陵泉、隐白，主胸中热，暴泄。"《百世赋》中说："阴陵、水分，去水肿之脐盈。"在这些古典医书里面，对阴陵泉穴的功能和作用均有非常详细的说明。按压阴陵泉穴，具有很好的治疗调理功能。

命名：阴，水的意思；陵，土丘的意思；泉，水泉穴。"阴陵泉"的意思就是指脾经地部流行的经水和脾土物质的混合物在此穴中聚合堆积。此穴物质为地机穴流来的泥水混合物，因为本穴位于肉之陷处，泥水混合物在穴中沉积，水液溢出，脾土物质沉积为地之下部扣的土丘之状，所以名"阴陵泉"。

功效：清脾理热，宣泄水液，化湿通阳。

主治

（1）按摩此穴具有清脾理热、宣泄水液、化湿通阳的作用，对通利小便，治疗脐下水肿具有特效。

（2）按摩这个穴位，能够使腹胀、腹绞痛、肠炎痢疾、膝痛等得到缓解。

（3）长期按压这个穴位，对尿潴留、尿失禁、尿路感染、膝关节及周围软组织疾患，具有很好的改善、调理和保健效果。

配伍治病

（1）治疗腹胀、腹泻：阴陵泉穴配足三里穴、上巨穴。

（2）治疗小便不利：阴陵泉穴配中极穴、膀胱俞穴、三阴交穴。

（3）治疗黄疸：阴陵泉穴配肝俞穴、至阳穴。

（4）治水肿：阴陵泉穴配水分穴

父母取穴按摩法

（1）患儿正坐，将一只脚翘起，放在另一只脚的膝腿上，父母手轻握患儿膝下。

（2）父母大拇指弯曲，用拇指的指尖从下往上用力揉按，患儿会有刺痛和微酸的感觉。

（3）每天早晚各揉按一次，每次揉按 1 ~ 3 分钟。

取穴 按摩

精确取穴

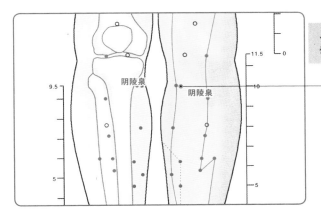

阴陵泉

阴陵泉

小腿内侧，胫骨内侧髁后下方凹陷处

取穴技巧

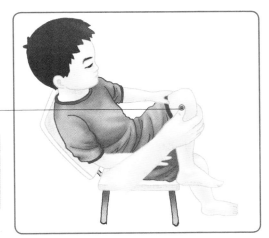

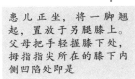

患儿正坐，将一脚翘起，置放于另腿膝上。父母把手轻握膝下处，拇指指尖所在的膝下内侧凹陷处即是

父母按摩

父母双手轻握膝下处，屈曲大拇指，以指尖由下向上出力揉按，每天早晚各一次，每次左右穴位各揉按1～3分钟。

程度	拇指压法	时间 / 分钟
重		1～3

05 血海穴 治疗儿童贫血的秘诀

主 治　膝痛　湿疹

你的孩子是否遇到过这种情况：蹲下捡拾地上的东西，然后站起来的时候，或者当俯身取物之后站立起身时，突然会有一瞬间，是否感到眼前发黑、天旋地转，仿佛要晕倒一样。这是因为头部供血不足，如果经常出现这种情况，父母平时就要给孩子多多按揉一下血海穴，这个穴位对身体气血具有很好的保健调理功能。《甲乙经》曰："若血闭不通，逆气胀，血海主之。"《大成》曰："暴崩不止，血海主之。"《图翼》曰："主带下，逆气，腹胀。"

命名：血，指受热后变成的红色液体；海，大的意思。"血海"的意思就是说此处穴位是脾经所生之血的聚集之处。因为本穴物质是阴陵泉穴外流水液汽化上行的水湿之气，气血物质充斥的范围巨大如海，所以名"血海"。血海穴又别名"百虫窝穴""血郄穴"。

功效：清血利湿。

主治

（1）此穴是人体脾血的归聚之处，具有祛瘀血和生新血的功能。

（2）能够清血利湿，可以治疗一切血病。

（3）对荨麻疹、丹毒、湿疹、瘫疮、膝痛等，具有很好的保健调理功效。

（4）按摩敲打此穴，可以缓解治疗湿痒疮毒。

配伍治病

（1）治荨麻疹：血海穴配曲池穴、合谷穴。

（2）治膝痛：血海穴配犊鼻穴、阳陵泉穴。

（3）治眼睛酸胀、视物不清、手脚麻木：血海穴配足三里穴。

父母取穴按摩法

（1）患儿正坐，翘起左足，放在右脚的膝腿上。

（2）父母用手掌按住患儿膝，食指、中指等四指放在膝上，拇指放在膝盖内侧上方，大拇指弯曲，用大拇指的指尖按揉穴位，患儿有胀、酸、微痛的感觉。

（3）每天早晚各按揉一次，每次按揉3～5分钟。

取穴 按摩

精确取穴

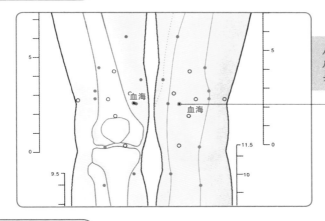

屈膝，在大腿内侧，髌底内侧端上2寸，股四头肌内侧头的隆起处

取穴技巧

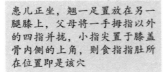

患儿正坐，翘一足置放在另一腿膝上，父母将一手拇指以外的四指并拢，小指尖置于膝盖骨内侧的上角，则食指指肚所在位置即是该穴

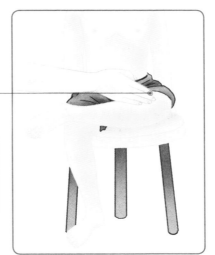

父母按摩

父母用大拇指垂直按压穴位，每天早晚各一次，每次左右脚穴位各按压3～5分钟。

程度	拇指压法	时间／分钟
适度		3～5

| 主 治 | 泄泻 | 便秘 | 腹痛 |

在日常生活之中，我们经常会见到这样一些孩子，他们身材特别肥胖，在整个体型中，呈中广型的肥胖，也就是说腰腹部极为肥胖，并且长期习惯性便秘，每天都要到厕所，但是每次都不是痛快的排便。对这些孩子来说，除了每天要多饮水、多多摄取富含纤维质的蔬菜以外，再每天坚持按压这个穴位，就对身体和肠胃功能，以及腰腹的肥胖状态，具有很好的调理、改善和保健效果。

命名：大，指穴内气血作用的区域范围大；横，指穴内气血运动的方式为横向传输；"大横"的意思是指本穴物质为天部横向传输的水湿风气。本穴物质为腹结穴传来的水湿云气，到达本穴后，因受脾部外散之热，水湿云气胀散而形成风气，运行方式为天部的横向传输，所以名"大横"，也称"肾气穴""人横穴"。

功效：通便止痛。

主治

（1）按摩这个穴位，能够治疗多种大肠疾病，尤其对习惯性便秘、腹胀、腹泻、小腹寒痛、肠寄生虫等疾患，具有很好的治疗、调理和改善作用。

（2）长期坚持按摩这个穴位，对于多汗、四肢痉挛、肚腹肥胖、肠胃功能等症状，也具有很好的调理、改善和保健作用。

（3）长期按摩此穴位，还能够治疗各种急、慢性肠炎，细菌性痢疾、肠麻痹等。

配伍治病

（1）治疗腹痛：大横穴配天枢穴、足三里穴。

（2）治寒湿内盛：大横穴配神阙穴。

（3）治湿热伤中：大横穴配内庭穴、曲池穴。

（4）治饮食停滞：大横穴配下脘穴、梁门穴。

父母取穴按摩法

（1）患儿仰卧，父母用两手中指的指尖垂直下压穴位，此时患儿缩腹效果更好。

（2）父母揉按穴位，患儿有胀痛的感觉。

（3）每天早晚各按揉一次，每次揉按1～3分钟。

取穴　按摩

精确取穴

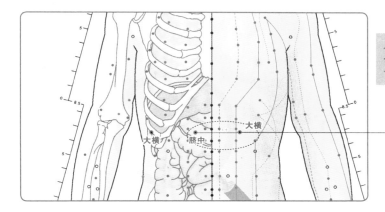

人体的腹中部，距脐中3寸处即是

大横

大横　脐中

取穴技巧

患儿正坐或仰卧，父母手五指并拢，手指朝下，将拇指放于肚脐处，则小指边缘与肚脐所对的位置即是。再依此法找出左边穴位

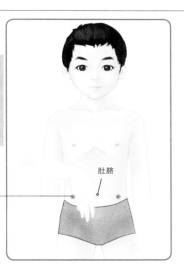

肚脐

父母按摩

父母以两手中指指尖垂直下压（此时患儿吸气、缩腹效果更佳）揉按，每天早晚各一次，每次揉按 1 ~ 3 分钟。

程度	中指折叠法	时间 / 分钟
适度		1 ~ 3

07 周荣穴 让孩子心平气顺

主治 **咳嗽** **气逆** **胸胁胀满**

在日常生活中，气候、环境等原因都有可能导致我们咳嗽，特别是小孩，更是常常遭受咳嗽的困扰。有一些父母可能会认为咳嗽只不过是小问题，对这个问题并不重视。其实，偏偏正是像咳嗽这样的小问题，更有可能因为父母一时疏忽大意而引起严重的问题。咳嗽很有可能会导致呼吸系统的毛病，也有可能会引发肺部疾患，等等。此外，一些肝胆疾病的患儿有的时候会感觉胸胁胀满。其实，不管是咳嗽还是胸胁胀满，都可以通过按摩周荣穴得到一定程度的缓解。

命名：周，遍布、环绕的意思；荣，指草类开花或者谷类结穗时的茂盛状态。此处穴位虽然属于脾经穴位，但是脾经气血因为胸乡穴的流散，无物传至本穴。因此，本穴的物质来源于从上部区域散流至此的地部水液，到达本穴的地部水液受心室外传之热的作用，又大量气化上行天部，于是，气化之气如同遍地开花之状，脾土还原为本来的燥热之性，所以名叫"周荣穴"。这个穴位也被称为周营穴、周管穴。"周营"和"周管"都是指此穴内的气化之气遍及穴周的整个区域。

功效：止咳平喘，健脾。

主治
按揉此穴，对咳嗽、气逆、胸胁胀满具有明显的疗效。

配伍治病
（1）治疗胸胁胀满：周荣穴配膻中穴。
（2）治风寒束肺：周荣穴配风门穴、风池穴。
（3）治风热犯肺：周荣穴配大椎穴、尺泽穴。

父母取穴按摩法
（1）患儿仰卧或正坐，父母把手食指、中指、无名指伸直并拢，指尖朝左，将食指放在左胸窝上，锁骨外端下，此时，无名指的所在之处就是该穴位。
（2）父母食指、中指、无名指并拢，用指腹适度用力揉按穴位。
（3）每天早晚各揉按一次，每次揉按 1～3 分钟。

取穴　按摩

精确取穴

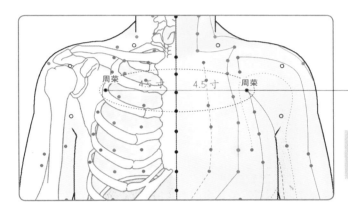

周荣　4.5寸　4.5寸　周荣

胸外侧部，当第二肋间隙，距前正中线 6 寸之处即是

取穴技巧

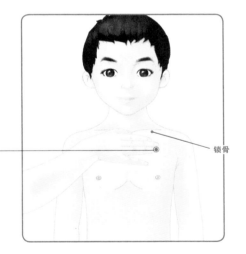

患儿仰卧或正坐，父母将右手食、中、无名三指伸直并拢，指尖朝左，将食指放在左胸窝上，锁骨外端下，则无名指所在的位置即是

锁骨

父母按摩

父母食、中、无名三指并拢，以指腹揉按穴位，每天早晚各一次，每次揉按 1 ~ 3 分钟。

程度	三指压法	时间 / 分钟
适度		1 ~ 3

08 大包穴 常按大包穴，孩子睡觉更安稳

主 治 | **胸肋满痛** | **全身疼痛** | **四肢无力**

这个穴位出自《灵枢·经脉》，属于足太阴脾经，是脾经中的主要穴位之一。通常来说，在肺癌病人的大包穴的周围都有一些包块，经常按摩这处穴位，有利于清除穴位内部的瘀血，消除包块，调理肺气，对肺部具有改善和养护功能。只要能够坚持按压此穴位，也能够使全身疲软、四肢乏力得到缓解和改善。

命名：脾在五行中属于"中土"，是其余四脏（肝、心、肺、肾）之主，因此，这处穴位又名"脾之大络"，意思就是联络其他经脉的重要穴道。它总统阴阳各经脉穴位，使得经气能够灌溉于五脏、四肢。它无所不包，无所不容，所以名为"大包穴"。

功效：通络健脾，理气安神。

主治

（1）按摩这个穴位，能够改善全身疲乏，四肢无力的症状。

（2）按压这个穴位，对于肺炎、气喘、胸膜炎、胸肋疼痛、膀胱麻痹、消化不良等疾患，都具有很好的医治、改善、调理和保健作用。

（3）经常按摩这处穴位，有利于清除穴位内部的瘀血，消除包块，调理肺气，对肺部具有改善和养护功能。

（4）每天坚持按压，具有强壮身体的效果。

配伍治病

（1）治四肢无力：大包穴配足三里穴．

（2）治胸肋痛：大包穴配三阳络穴、阳辅穴、足临泣穴。

（3）治食多身瘦：大包穴配脾俞穴、章门穴。

父母取穴按摩法

（1）患儿正坐或者仰卧，双手互相抱于胸前，父母把手的中指放置在患儿腋窝中线下6寸处，大约一个手掌长度的地方。

（2）父母分别用中指的指尖揉按，患儿会有胀、刺痛的感觉。

（3）每天早晚各按揉一次，每次按揉1～3分钟。

取穴 按摩

精确取穴

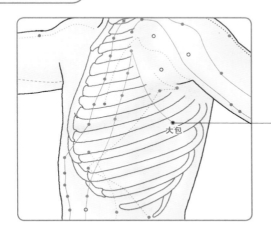

大包

第四章 足太阴脾经穴

胸侧部，腋中线上，当第6肋间隙处即是

取穴技巧

患儿正坐或仰卧，父母一手五指并拢，指尖朝上，将中指指尖放于患儿左腋窝下中下线处，则手腕横线中点所对的位置即是该穴

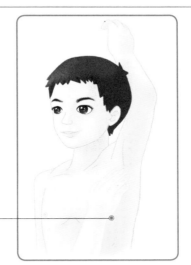

父母按摩

父母用中指指尖揉按，每天早晚各一次，每次揉按1~3分钟。

程度	中指折叠法	时间 / 分钟
适度		1 ~ 3

第五章 手少阴心经穴

手少阴心经属于心，因此和心脏有密切的关系，它是主宰人体的重要经脉。此经脉从心中开始，出于小指末端，接手太阳小肠经。主要循行在上肢内侧后缘。

本经俞穴主治心、胸、神志及经脉循行部位的其他病症，如眼睛昏黄、胸胁疼痛、上臂内侧后边痛或厥冷、手掌心热等症。《灵枢经脉》中记载："心手少阴之脉是主心所生病者：目黄、胁痛，臑臂内后廉痛，厥，掌中热、痛。"

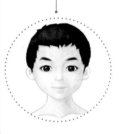

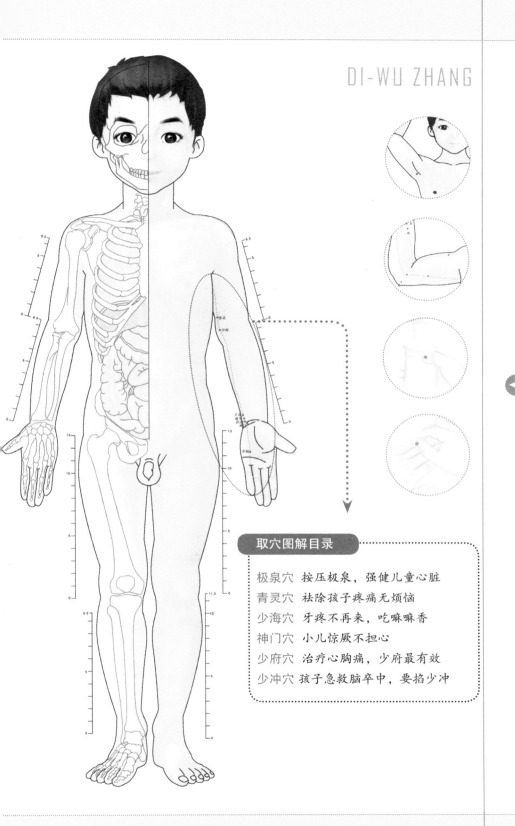

本章看点

取穴图解目录

01 极泉穴 按压极泉，强健儿童心脏

| 主 治 | 心痛 | 心悸 | 肩臂疼痛 | 胁肋疼痛 |

《黄帝内经》认为，心经是君主之官，君主之官有个特性，就是君主不受邪。心包经就相当于是心经的警卫。警卫可以代君受过，所以我们可以拍打心包经。而心包经上有一个非常重要的穴位——极泉穴。如果你的孩子经常郁闷，他的腋窝下，即极泉穴上，就会长出一个包，这是心气被郁滞的现象。如果把极泉穴弹拨开了，就能把包块化解掉，就能够缓解心经郁滞的疾病。

命名：极，高、极致的意思；泉，心主血脉，如水之流，故名泉；"极泉"的意思就是指最高处的水源，也就是说这处穴位在心经的最高点上，所以名叫"极泉穴"。

功效：通络强心，清泻心火。

主治

（1）长期按揉此处穴位，对胸闷、头晕、头疼，出汗、浑身无力，肩臂疼痛、臂丛神经损伤、臂肘冷寒、肩关节炎、肋间神经痛、黄疸、腋臭，具有很好的调理和保健作用。

（2）按揉此穴位，能够缓解上肢麻木的现象。

（3）在现代中医临床中，常用此穴位治疗心绞痛、肋间神经痛、颈淋巴结核等。

配伍治病

（1）治疗肘臂冷痛：极泉穴配侠白穴。

（2）治腋窝痛：极泉穴配日月穴、肩贞穴、少海穴、内关穴、阳辅穴、丘墟穴。

（3）治四肢不收：极泉穴配日月穴、脾俞穴。

（4）治咽干咽喉肿痛：极泉穴配太渊穴、偏历穴、太冲穴、天突穴。

父母取穴按摩法

（1）患儿正坐，父母掌心向着患儿的头部。

（2）父母用一手中指指尖按压患儿腋窝正中的陷凹处，患儿有特别酸痛的感觉。

（3）父母用同样的方法按压患儿另一侧的穴位。

（4）先左后右，每次早晚各揉按一次，每次揉按 1 ~ 3 分钟。

取穴　按摩

精确取穴

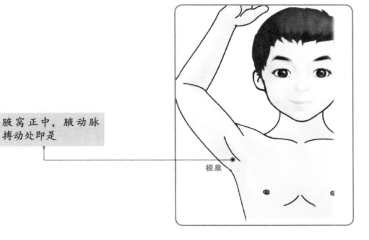

腋窝正中，腋动脉
搏动处即是

极泉

取穴技巧

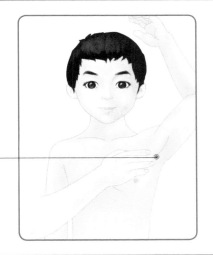

正坐，手平伸，举掌向上，
屈肘，掌心向着自己头部，
以另手中指按腋窝正中陷凹
处即是

父母按摩

父母以中指指尖按压穴位，每
次早晚，左右各揉按 1 ~ 3 分
钟，先左后右。

程度	中指折叠法	时间 / 分钟
适度		1 ~ 3

(主 治) (目黄) (胁痛) (肩臂疼痛) (头痛振寒)

《太平圣惠方》中说："青灵二穴，在肘上三寸，伸肘举臂取之。"在明抄本《甲乙经》《千金要方》《千金翼方》《外台秘要方》《医心方》中，说"清冷渊二穴，在肘上三寸，伸受教育举臂取之"。其实，"青灵"和"清冷渊"指的都是同一处穴位。大概是唐人为了避唐高祖李渊的名讳，所以将"清冷渊"改为了"清冷泉"，又演变为"青灵泉"，也称"青灵穴"。

命名：青，是指肝脏的颜色，此处穴内气血的运行为风的横行；灵，灵巧的意思。"青灵"的意思就是指此穴内的气血运行为风木的横向运行方式。因为此穴内的物质是极泉穴下传血液的气化之气，在本穴的运行过程中，因散热而缩合成水湿云气，并以云气的方式向下传输，表现出了风木的灵巧特征，所以名"青灵"。

功效：理气止痛，宽胸宁心。

主治

（1）经常拍打、按揉此处穴位，能够有效治疗头痛振寒、目黄、胁痛、肩臂疼痛、肩胛及前臂肌肉痉挛等疾患。

（2）能够治疗神经系统的疾病，如神经性头痛、肋间神经痛等。

配伍治病

（1）治疗肩臂痛：青灵穴配肩髃穴、曲池穴。

（2）治血栓闭塞性脉管炎：青灵穴配脉根穴、血海穴、阴包穴、曲池穴、郄门穴。

（3）治上肢肌肉拉伤：青灵穴配天府穴、尺泽穴。

父母取穴按摩法

（1）患儿正坐，父母手五指并拢，将小指放在患儿手臂内侧肘横纹处，拇指按压所在之处患儿有酸痛感。

（2）父母除拇指以外，其余四指放于臂下，轻托手臂，用拇指的指腹轻轻揉按穴位。

（3）每天早晚左右穴位各按揉一次，每次按揉 1 ~ 3 分钟。

取穴　按摩

精确取穴

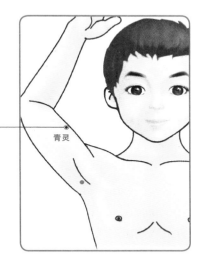

青灵

臂内侧，极泉与少海的连线上，肘横纹上3寸，肱二头肌的内侧沟中即是

取穴技巧

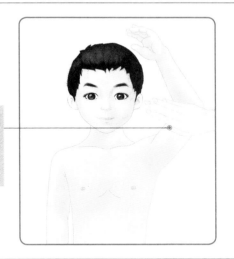

正坐，抬右臂与肩膀平，肘弯曲，小臂向上，左手五指并拢，将小指放于手臂内侧肘横纹处，则拇指所在的位置即是该穴

父母按摩

父母以拇指指腹揉按穴位，每次早晚，左右各揉按1～3分钟。

程度	拇指压法	时间／分钟
适度		1～3

03 少海穴 牙疼不再来，吃嘛嘛香

| 主 治 | 心痛 | 头项痛 | 腋胁痛 | 肘臂挛痛 |

"牙痛不是病，痛起来要老命"，是的，不论是由于冷热症状，还是由于蛀牙引起的各种牙齿疼痛，甚至有时候还会由于牙痛引起手肘、手臂、肋部、腋下等部位也发生痉挛、疼痛的现象。父母只要给孩子按压少海穴，就能够很好地起到止痛和保健的作用。在古籍《铜人》书上有这样的记载："治寒热齿龋痛、目眩发狂，呕吐涎沫、项不得回顾、肘挛腋肋下痛、四肢不得举。"

命名： "少"的意思是"阴""水"；"海"的意思是"大"，即百川所归之处。此穴位物质是由青灵穴水湿之气的冷降之雨和极泉穴下行之血汇合而成，汇合的地部水液宽深如海，所以名"少海穴"。此穴也被称为"曲节穴"。

功效： 宁神通络。

主治

（1）此处穴位主要治疗神经衰弱、头痛目眩、心痛、牙痛、肋间神经痛等。

（2）长期按压此处穴位，对于前臂麻木、肘关节痛、肘关节周围软组织疾患、臂麻手颤、肘臂挛痛等症状，具有良好的调理和保健作用。

（3）现代中医临床中，常利用此穴位治疗癔症、精神分裂症、尺神经麻痹、肋间神经痛等。

配伍治病

（1）治疗肘臂挛痛：少海穴配曲池穴。

（2）治疗手颤、肘臂疼痛：少海穴配后溪穴。

（3）治疗癔症：少海穴配神门穴、内关穴、大陵穴。

父母取穴按摩法

（1）患儿正坐、抬手，手肘略屈，手掌向上。

（2）父母用一只手轻握患儿手的肘尖、四指在外，用大拇指的指腹按压内肘尖的内下侧、横纹内侧端的凹陷处，患儿有酸痛感。

（3）父母用同样的方法按压另一侧穴位。

（4）每天早晚左右两穴各按压一次，每次按压1～3分钟。

取穴 按摩

精确取穴

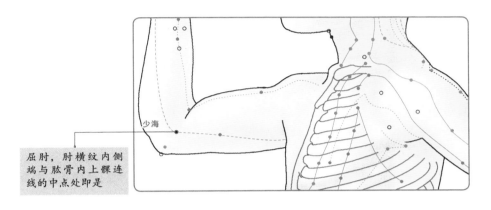

少海

屈肘，肘横纹内侧端与肱骨内上髁连线的中点处即是

取穴技巧

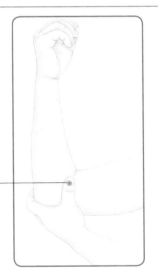

正坐、抬手，手肘略屈，手掌向上，用另手轻握肘尖、四指在外，以大拇指指腹所在的内肘尖内下侧、横纹内侧端陷凹处即是

父母按摩

父母以大拇指指腹按压穴位，每天早晚各按一次，每次左右各按 1～3 分钟。

程度	拇指压法	时间 / 分钟
适度		1～3

04 神门穴 小儿惊厥不担心

| 主 治 | 心痛 | 心烦 | 惊悸 | 健忘 | 失眠 |

俗话说："晚上睡不着，按按神门穴。"这句话说的就是人体神门穴的功能。小儿高热惊厥的发生是由于感受外邪，入里化热，热极生风所致。中医治疗小儿高热惊厥采用急则治标，缓则治本的原则。在惊厥发作之时，急予针刺人中、涌泉等穴位，以尽快控制抽搐，然后再行中药治疗。

命名：神，神魂、魂魄、精神的意思；门，指出入之处为门。此处穴位属于心经，心藏神，因此能够治疗神志方面的疾病。治疗此处穴位，能够打开心气的郁结，使抑郁的神志得以舒畅，使心神能够有所依附，所以名叫"神门穴"。

功效：安神，宁心，通络。

主治

（1）按穴位对神经衰弱也具有一定的疗效。

（2）按压此处穴位，能够有效治疗心悸、多梦、健忘、失眠、痴呆、惊悸、怔忡、心烦、便秘、食欲不振等疾患。

（3）长期按压此处穴位，对糖尿病、扁桃腺炎、腕关节运动障碍，具有很好的调理和保健功效。

（4）现代中医临床中，常用此穴治疗无脉症、神经衰弱、癔症、精神分裂症等。

配伍治病

（1）治疗癫狂：神门穴配大椎穴、丰隆穴。

（2）治疗健忘、失眠、无脉症：神门穴配支正穴。

（3）治心痛：神门穴配内关穴、心俞穴。

（4）治健忘、失眠：神门穴配内关穴、三阴交穴，。

父母取穴按摩法

（1）患儿正坐，伸手、仰掌，屈肘向上约 45°，在无名指和小指掌的侧向外方。

（2）父母用手的四指握住患儿手腕，大拇指弯曲，用指甲尖垂直掐按豆骨下、尺骨端的穴位凹陷处，患儿有酸胀和痛感。

（3）先左后右，每天早晚两穴位各掐按一次，每次掐按 3 ~ 5 分钟。

取穴　按摩

精确取穴

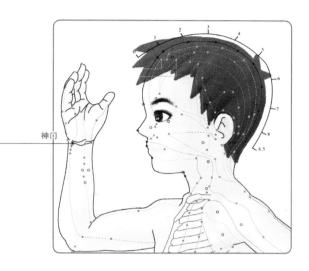

神门

腕横纹尺侧端，尺侧腕屈肌腱的桡侧凹陷处即是

取穴技巧

正坐，伸手、仰掌，屈肘向上约45°，在无名指与小指掌侧向外方，用另手四指握住手腕，弯曲大拇指，指甲尖所到的豆骨下、尺骨端凹陷处即是

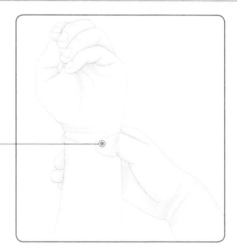

父母按摩

父母弯曲大拇指，以指甲尖垂直掐按穴位，每日早晚，左右手各掐按 3 ~ 5 分钟，先左后右。

程度	拇指压法	时间 / 分钟
适度		3 ~ 5

05 少府穴 治疗心胸痛，少府最有效

> **主 治**　**胸痛**　**心悸**　**小指拘挛**　**掌中热**

少府经穴名出自《甲乙经》，属于手少阴心经穴位。在医学古籍中，对这个穴位的重要功能和作用都有描述。在现代都市生活中，很多人注重对高蛋白、高脂肪、高营养物质的摄取，缺乏运动，容易患上心肌缺氧、心肌梗死、心绞痛等疾病。在疾病初期，如果坚持按压少府穴，可以缓解胸中的郁闷不通之气，使病情有效得到控制，对各种心脏疾病的预防和保健都具有很好的效果。

命名：少，阴的意思；府，府宅的意思。"少府"的意思是指本穴为心经气血的聚集之处。本穴物质是少冲穴传来的高温水湿之气，到达本穴后成为聚集之状，犹如云集府宅，所以名"少府"。少府穴也称兑骨穴。

功效：宁神志，调心气，散心火。

主治

（1）按此穴位可以治疗各种各样的心脏疾患，如风湿性心脏病、心悸、心律不齐，心绞痛、胸痛等。

（2）此穴能通达心、肾，能舒解两经抑郁之气，所以可以治疗遗尿、尿闭等。

（3）长期按压此处穴位，对前臂神经麻痛、掌中热、小指挛痛等病症，具有很好的调理和保健作用。

配伍治病

（1）治急性腰扭伤：少府穴配腰眼穴。

（2）治疗鼻出血、牙痛、口疮、口臭、癫狂、瘙痒：少府穴配合谷穴。

（3）治心悸：少府穴配内关穴。

父母取穴按摩法

（1）患儿正坐伸手、仰掌、屈肘向上约45°，以小指、无名指屈向掌中，当小指与无名指尖之中间与感情线交会处即是穴位。

（2）父母用四指轻握患儿的手背，大拇指弯曲，用指尖按压穴位，患儿有酸胀的感觉（用小指甲尖轻轻掐按有刺痛感）。

（3）每日早晚左右穴位各按揉一次，每次揉按3 ~ 5分钟。

取穴 按摩

精确取穴

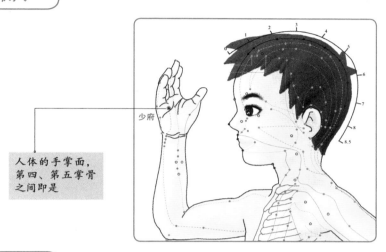

少府

人体的手掌面，第四、第五掌骨之间即是

取穴技巧

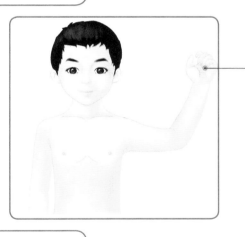

正坐伸手、仰掌、屈肘向上约45°，拇指以外，其余四指屈向掌中，当小指与无名指指尖中间与感情线交会处即是

父母按摩

父母以一手四指轻握患儿手背，弯曲大拇指，以指尖按压穴位，每日早晚、左右各揉（或掐）按3~5分钟。

程度	拇指压法	时间 / 分钟
适度		3 ~ 5

06 少冲穴 孩子急救脑卒中，要掐少冲

主 治　胸痛　心悸　掌中热　小指拘挛

少冲穴，与心脏具有密切的关系，当心脏病发作的时候，只要用力按压小指的指尖，就可以使病情得到缓解。例如，如果有人突然脑卒中倒下，牙关紧闭，不省人事，或者突然心脏病发作，在这种紧急状况下，一边要将病人迅速送往医院急救，一边可以掐按病人的少冲穴，具有流通气血、起死回生的作用。中国民间的脑脑卒中放血救命，就是指用针轻轻刺破少冲穴，挤几滴血出来，暂时挽救病人的生命。

命名：少，阴也；冲，突也；"少冲"的意思是指此穴中的气血物质从体内冲出。此穴为心经体表经-脉与体内经脉的交接之处，体内经脉的高温水气以冲射之状外出体表，所以名"少冲"。

功效：生发心气，清热熄风，醒神开窍。

主治

（1）按压此穴位，对各种各样的心脏疾患、热病、昏迷、心悸、心痛等病症，具有良好的缓解作用。

（2）长期按压此处穴位，对肋间神经痛，喉头炎、结膜炎、黄疸，上肢肌肉痉挛等病症，具有很好的调理与保健功能。

配伍治病

（1）治疗热病、昏迷：少冲穴配太冲穴、中冲穴、大椎穴。

（2）治重症：少冲穴配水沟穴、大陵穴。

（3）治手抖、出汗、恶心呕吐：少冲穴配内关穴。

（4）治焦虑不安：少冲穴配神庭穴。

父母取穴按摩法

（1）患儿正坐，手平伸，掌心向下，屈肘向内收。

（2）父母用手轻握患儿手的小指，大拇指弯曲，用指甲尖垂直掐按穴位，有刺痛的感觉。

（3）先左后右，每日早晚掐按左右穴位各一次，每次掐按 3～5 分钟。

取穴　按摩

精确取穴

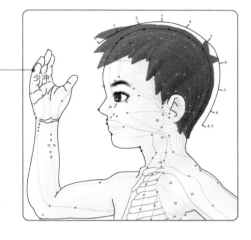

少冲

小指末节桡侧，
距指甲角 0.1 寸
处即是

取穴技巧

手平伸，掌心向下，用另
手轻握小指，弯曲大拇
指，指尖到达的小指指甲
下缘，靠无名指侧的边缘
处即是该穴

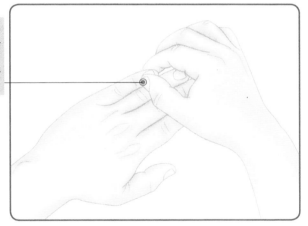

父母按摩

父母弯曲大拇指，用指甲尖垂直掐按
穴位，每日早晚，左右各掐按 3 ~ 5
分钟，先左后右。

程度	拇指压法	时间 / 分钟
适度		3 ~ 5

第六章 手太阳小肠经穴

手太阳小肠经是具有宁心安神、舒筋活络功效的经穴，按摩这些经穴可以疏通经气，缓解疲劳。小肠经起于手小指尺侧端，最后经由其支脉到达颧部，与足太阳膀胱经相接，主要循行于上肢、肩膀及头部部分地方。

本经所属腧穴主治耳聋、眼睛昏黄、面颊肿，颈部、颔下、肩胛、上臂、前臂的外侧后边痛等症。《灵枢经脉》中记载：

「小肠手太阳之脉是主 · 液 · 所生病者：耳聋，目黄，颊肿，颈、颔、肩、臑、肘臂外后廉痛。」

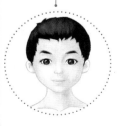

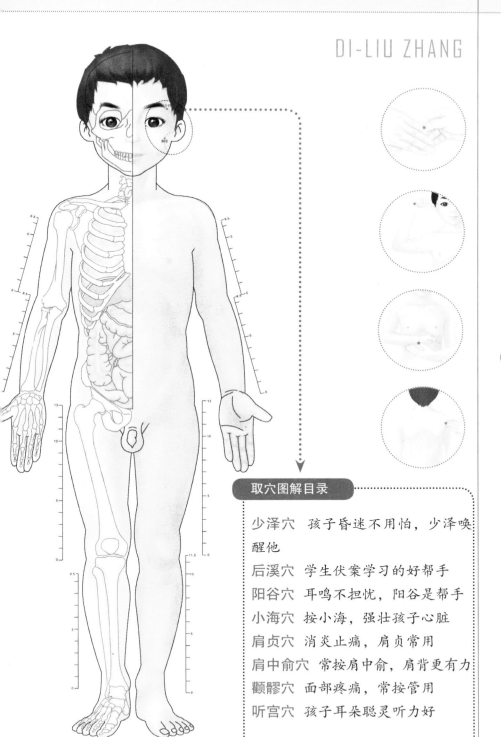

本章看点

01 少泽穴 孩子昏迷不用怕，少泽唤醒他

主 治 **喉痛** **昏迷** **热病** **初脑卒中**

此穴位名出自《灵枢·本输》："别名小吉、小结。少者小也，泽者润也，心之热出火府于小肠，故名少泽。"当你感到喉咙疼痛、吞咽困难的时候，或者在你将脑卒中后不省人事的患者送往医院的途中，只要用指甲稍微用力掐按此处穴位，就能够快速解除咽喉疼痛，使血气得以畅通，并能让昏迷的患者苏醒。

命名： 少，阴、浊的意思；泽，沼泽的意思。此穴因为有地部孔隙连通小肠经体内经脉，穴内物质为小肠经体内经脉外输的经水，经水出体表后汽化为天部的水湿之气，就像热带沼泽的汽化之气一样，所以名"少泽"。

功效： 醒神开窍，通络止痛。

主治

（1）用指甲掐按此处穴位，可以立即消除喉痛。

（2）用指甲掐按此处穴位，对于初期脑卒中、暴卒、昏沉、不省人事的患者，有治疗作用。

（3）长期掐按此处穴位，对头痛、目翳、咽喉肿痛、短气、肋间神经痛、前臂神经痛，颈项神经痛、耳聋、寒热不出汗等症状，都具有很好的保健和调理作用。

（4）在现代中医临床上，常利用此穴治疗神经性头痛、精神分裂等症状。

配伍治病

（1）治热病、昏迷、休克：少泽穴配人中穴。

（2）治疟寒汗不出：少泽穴配复溜穴、昆仑穴。

（3）治胬肉攀睛：少泽穴配肝俞穴。

父母取穴按摩法

（1）患儿一只手的掌背向上、掌面向下。

（2）患儿用另一只手轻握，大拇指弯曲，用指甲尖端垂直下压。

（3）轻轻掐按此处穴位，有强烈的刺痛感。

（4）每次掐按 1～3 分钟。

取穴 按摩

精确取穴

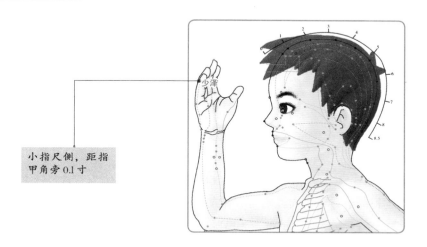

少泽

小指尺侧，距指
甲角旁 0.1 寸

取穴技巧

掌背向上、掌面向下，以另手轻握小指，弯
曲大拇指，指尖所到达的小指指甲外侧下缘
处即是该穴

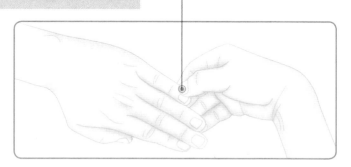

父母按摩

父母以手轻握患儿手，弯曲大拇指，
以指甲尖端垂直下压，轻轻掐按穴
位，每次掐按 1 ~ 3 分钟。

程度	拇指压法	时间 / 分钟
轻		1 ~ 3

02 后溪穴 学生伏案学习的好帮手

| 主 治 | 头项强痛 | 腰背痛 | 手指及肘臂挛痛 |

此穴名最早见于《灵枢·本输》。《金鉴》中说："盗汗后，溪穴先砭。"后溪穴是一个很有用处的人体穴位，它位于小肠经上，是人体奇经八脉的交会穴，与督脉相通，能泻心火、壮阳气、调颈椎、利眼目、正脊柱。在中医的临床上，不论是治疗颈椎还是腰椎，都会用到这个穴位，而且治疗的效果非常明显。

命名："后"与"前"相对，指穴内气血运行的人体部位为后背督脉之部；溪，穴内气血运行的道路。本穴物质为前谷穴传来的天部湿热之气，至本穴后，其外散的清阳之气上行督脉，运行的部位为督脉所属之部。

功效：泻心火，壮阳气，调颈椎，利眼目，正脊柱。

主治

（1）能有效治疗闪腰、腰痛、腰部急性扭伤。

（2）对头痛、目赤、耳聋、咽喉肿痛、手指及臂肘疼挛也具有疗效。

（3）经常按压次穴能泻心火、明目，调理颈椎、脊柱，对长期伏案工作或者在电脑前长时间久坐带来的不利影响具有调理作用。

（4）长期按压此穴，并配合针灸，能治疗精神分裂、癔症、肋间神经痛等疾患，对盗汗、落枕也具有缓解作用。

配伍治病

（1）治颈项强直、落枕：后溪穴配天柱穴。

（2）治耳鸣、耳聋：后溪穴配翳风穴、听宫穴。

（3）治疗颈痛：后溪穴配列缺穴、悬钟穴。

（4）治疗急性腰扭伤：后溪穴配人中穴。

父母取穴按摩法

（1）患儿伸臂曲肘向头，上臂与下臂约45°角。

（2）轻握拳，手掌感情线之尾端在小指下侧边凸起如一火山口状处即是穴位。

（3）父母用指甲掐按穴位，直至患儿感觉有胀酸感。

（4）每次掐按1～3分钟。

取穴　按摩

精确取穴

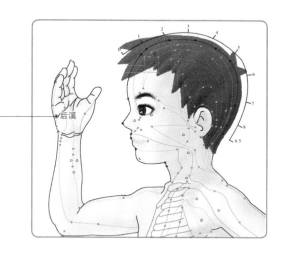

后溪

第五指掌关节后尺侧的远侧掌横纹头赤白肉际处即是

取穴技巧

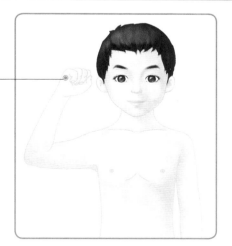

伸臂曲肘向头，上臂与下臂约45°角，轻握，手掌感情线之尾端在小指下侧边凸起如一火山口状处即是该穴

父母按摩

患儿轻握拳，弯曲大拇指，父母用大拇指垂直向着掌心方向下压穴位，每次掐按 1 ~ 3 分钟。

程度	拇指压法	时间 / 分钟
适度		1 ~ 3

03 阳谷穴 耳鸣不担忧，阳谷是帮手

| 主 治 | 头痛 | 目眩 | 耳鸣 | 热病 | 癫痫 |

对孩子来说，打针是一件恐怖的事情，在打针时大哭大闹，打完后还会有好几天的疼痛。此时，父母可以给孩子经常按摩阳谷穴。按摩阳谷穴，可以疏通经络，调和营卫，使气血得以顺畅运行，能够促进孩子整个身体的新陈代谢，舒缓孩子的疼痛。另外，如果您的孩子因为长时间伏案看书，感到头晕眼花的话，可以按摩此处穴位，能够明目安神。此外，坚持按压此处穴位，对于经常性耳鸣的人，也具有良好的疗效。

命名：阳，阳气的意思；谷，指两山所夹空虚之处。"阳谷"的意思是指小肠经气血在此吸热后，化为天部的阳热之气。此处穴位的物质是腕骨穴传来的湿热水汽，到达本穴后，水汽进一步吸热汽化上行更高的天部层次。本穴如同阳气的生发之谷，所以名叫"阳谷"。

功效：明目安神，通经活络。

主治

（1）经常按压此穴，对精神神经系统的疾病具有一定疗效，如精神病、癫痫、肋间神经痛、尺神经痛。

（2）经常按压此穴，能够治疗五官科的一些疾病，如神经性耳聋、耳鸣、口腔炎、齿龈炎、腮腺炎。可以疏通经络，调和营卫，使气血得以顺畅运行，能够促进整个人体的新陈代谢。

（3）长期按压此处穴位，对头痛、目眩、热病、腕痛，都具有缓解作用。

配伍治病

治腕痛：阳谷穴配阳池穴。

父母取穴按摩法

（1）患儿屈肘，手背朝上，另一只手的四指轻托手臂，拇指放在小指侧手腕附近，骨头凸出处的前方凹陷处，此时，用拇指按压所在之处，有酸胀感。

（2）患儿屈肘侧腕，父母用拇指的指腹按压穴位，做圈状按摩。

（3）每次按压1～3分钟。

取穴　按摩

精确取穴

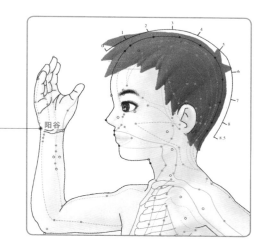

阳谷

手腕尺侧，尺骨茎突
与三角骨之间的凹陷
中即是

取穴技巧

屈肘，手背朝上，另一手四
指轻托手臂，拇指置于小指
侧手腕附近的骨头凸出处的
前方凹陷处，则拇指所在的
穴位即是

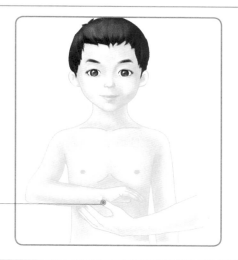

父母按摩

患儿屈肘侧腕，父母以拇指指
腹按压穴位，并做圈状按摩，
每次按压 1 ~ 3 分钟。

程度	拇指压法	时间 / 分钟
适度		1 ~ 3

04 小海穴 按小海，强壮孩子心脏

主 治 **贫血** **造血功能障** **小肠吸收营养不佳**

　　中国古代医典中，对小海穴具有不少描述，如《甲乙经》中说："风眩头痛，小海主之。主疟，背膂振寒。"《铜人》中说它"治寒热，齿龈肿"；《大成》中说它"主肩，肘臂外后廉痛"。父母经常给孩子按摩小海穴，可以增强孩子的心脏功能，强健孩子身体。长期按压此处穴位，对于小肠吸收营养，让气血循环到脸部，也具有很好的改善作用。

　　命名：小与大相对，主孝为阴；海，指穴内气血场覆盖的范围广阔如海。因为小肠与胃相连，胃为水谷之海，又以六经为川，肠胃为海，此处穴位是小肠经脉气汇合之处，比喻小肠之海，气血场的范围极大，故名小海。

　　功效：润肠补气，活血通络，清热消炎。

　　主治

　　（1）如果小肠吸收营养不良，具有造血功能障碍以及贫血等疾病，可以通过按摩此处穴位得到缓解。

　　（2）长期按压此处穴位，对于肘臂痛，肩、肱、肘、臂等部位的肌肉痉挛，以及尺神经痛、颌肿颈痛、头痛、眼睑充血，听觉麻痹，寒热齿龈肿、下腹痛、四肢无力等病症，都具有良好的调理和保健功能。

　　（3）现代中医临床中，多用于治疗齿龈炎、癫痫、精神分裂症、舞蹈病等疾病。

　　配伍治病

　　（1）治疗肘臂疼痛：小海穴配手三里穴。

　　（2）治疗颊肿、牙龈炎、咽喉炎：小海穴配合谷穴、颊车穴。

　　（3）治疗癫痫、痫症：小海穴配风池穴、大椎穴。

　　父母取穴按摩法

　　（1）患儿伸臂屈肘向头，上臂与前臂约成90°。

　　（2）父母用手轻握肘尖，用大拇指的指腹垂直向患儿两骨间触压揉按，有强烈的酸胀感。

　　（3）每次左右各揉按1～3分钟。

取穴　按摩

精确取穴

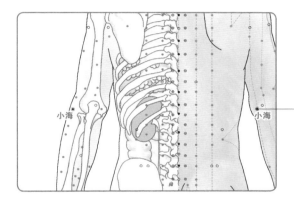

小海

人体的肘内侧，当尺骨鹰嘴与肱骨内上髁之间凹陷处即是

取穴技巧

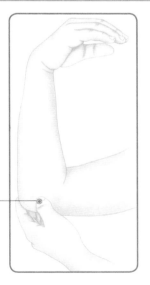

伸臂屈肘向头，上臂与前臂约成 90°。另手轻握肘尖，大拇指指腹所在的两骨间即是该穴

父母按摩

父母以大拇指指腹垂直触压揉按穴位，每次左右各揉按 1～3 分钟。

程度	拇指压法	时间 / 分钟
适度		1 ～ 3

05 肩贞穴 消炎止痛，肩贞常用

主 治　瘰疬　肩臂疼痛　肩关节周围炎

此穴位名出自《素问·气穴论》。学生长期习惯于在电脑前久坐不动，如果不注意运动、休息、调理，或者肩膀疼痛得不到及时的治疗，那么时间久了，您的孩子自然就会患上肩周炎等疾病。由于经血不畅，还会时常感到双手臂麻木。长期坚持按压肩贞穴，可缓解肩膀疼痛，对肩周炎也有一定的治疗效果。

命名："肩"的意思是指穴位所在的部位是肩部；"贞"在中国古代是指贞卜、问卦的意思。此处穴位的物质为小海穴蒸散上行的天部之气，上行到此处穴位后，此气冷缩、量少势弱，于是，气血物质的火热之性对天部层次的气血的影响作用就不确定，如同需要问卜求卦一样，所以名叫"肩贞穴"。

功效：清头聪耳，通经活络。

主治

（1）坚持按压此处穴位，对肩胛疼痛、手臂不举、上肢麻木、耳鸣、耳聋、齿疼、瘰疬，以及肩关节周围炎等病症，都具有比较好的疗效。

（2）长期按压此处穴位，对脑血管病后遗症、颈淋巴结结核、头痛、肩周炎等病症都具有良好的疗效。

配伍治病

（1）治疗肩周炎：肩贞穴配肩髃穴、肩髎穴可以。

（2）治疗上肢不遂：肩贞穴配肩髃穴、曲池穴、肩井穴、手三里穴、合谷穴。

（3）治肩臂疼痛，上肢瘫痪：肩贞穴配肩髎穴。

（4）治淋巴结炎：肩贞穴配天井穴。

（5）治耳鸣：肩贞穴配完骨穴。

父母取穴按摩法

（1）患儿正坐垂肩，患儿双臂互抱，双手伸向腋后，中指的指腹所在的腋后纹头之上，就是此处穴位。

（2）父母用中指的指腹按压穴位，有酸痛感。

（3）分别按揉左右的穴位，每次揉按 1 ~ 3 分钟。

取穴 按摩

精确取穴

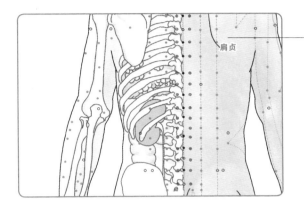

肩贞

人体的肩关节后下
方，臂内收时，腋后
纹头上 1 寸处即是

取穴技巧

双臂互抱，双手伸向腋
后，中指指腹所在的腋后
纹头上的穴位即是

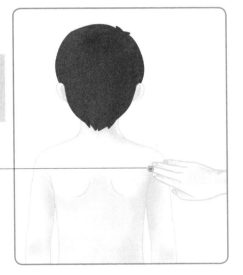

父母按摩

父母以中指指腹按压穴位，每
次左右各揉按 1 ~ 3 分钟。

程度	中指折叠法	时间 / 分钟
适度		1 ~ 3

06 肩中俞穴 常按肩中俞，肩背更有力

主 治 咳嗽 肩背疼痛 目视不明

这个穴位的名称出自《甲乙经》。关于它的具体位置，《医学入门》说它在"大杼旁二寸"，《针灸集成》说它在"肩外俞上五分"。此处穴位对于肩背疼痛、咳嗽等疾病，也具有良好的效果。如果孩子坐着看书、写字、打电脑，时间久了觉得肩背酸软、疼痛，不妨试着按摩一下肩中俞，可以舒筋活血，使肩部气血的运行得到改善，缓解肩背疼痛的状况。关于这个穴位的作用，在古代的医典中也有非常详细的记载，例如：《铜人》中云："治寒热目视不明。"《大成》云："主咳嗽，上气唾备。"《考穴编》曰："寒热劳嗽，肩胛痛疼。"

命名： 肩，在这里是指此处穴位所在的部位是肩胛部；中，这里指肩脊中穴部；俞，输的意思。"肩中俞"的意思是指人体胸内部的高温水湿之气从本穴外输小肠经。而本穴位处肩脊中穴部，内部为胸腔，因为本穴有地部孔隙与胸腔相通，胸腔内的高温水湿之气从本穴外输入小肠经，所以名"肩中俞"。

功效： 解表宣肺。

主治

（1）长期坚持按压此处穴位，能够有效治疗一些呼吸系统的疾病，如支气管炎、哮喘、咳嗽、支气管扩张、吐血等。

（2）按摩此处穴位，对视力减退、目视不明、肩背疼痛等症状，具有明显的改善作用。

配伍治病

（1）治疗肩背疼痛：肩中俞穴配肩外俞穴、大椎穴。

（2）治疗肩背疼痛、肩周炎：肩中俞穴配肩髎穴、外关穴。

父母取穴按摩法

（1）患儿用双手的手掌心朝向颜面，沿着脖颈处，伸向背部。

（2）小指挨着颈项，用中指指腹按压所在部位有酸胀感。

（3）父母以适当的力量，用中指的指腹按压此处穴位，左右两侧穴位，每次各按揉 1 ~ 3 分钟。

取穴 按摩

精确取穴

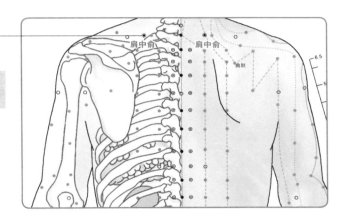

肩中俞 肩中俞 曲垣

背部，第七颈椎棘突下，旁开2寸处即是

取穴技巧

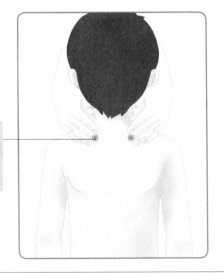

双手手心向颜面，沿脖颈处，伸向背部，小指挨着颈项，则中指指腹所在的位置即是该穴

父母按摩

父母以中指指腹按压穴位，每次左右各揉按1~3分钟。

程度	中指折叠法	时间 / 分钟
适度		1 ~ 3

07 颧髎穴 面部疼痛，常按管用

> 主治　眼部疾病　上颌牙痛　三叉神经痛

孩子眼皮和下眼袋会不由自主跳动；或者受了风寒后，引起颜面神经麻痹、痉挛、疼痛，以及三叉神经疼痛，痛不可忍，甚至最轻微的触摸似乎都无法忍受。此时，如果你能够按压颧髎穴，就能够使情况得到改善。此穴位名出自《甲乙经》。在《千金方》中，此穴说成是"权"，别名"兑骨"。

命名：颧，颧骨的意思，指穴位所在的部位；髎，孔隙的意思。"颧髎"的意思是指小肠经气血在此冷降归地，并由本穴的地部孔隙内走小肠经体内经脉。本穴物质为天容穴传来的水湿云气，至本穴后水湿云气冷降于地，并由本穴的地部孔隙内走小肠经体内经脉，所以名"颧髎"。

功效：通络明目、活血止痛。

主治

（1）在中医临床医学及针灸中，这个穴位是用来治疗各种眼睛疾病的特效穴，也是用来进行面部美容的特效穴。

（2）此处穴位对于治疗上颌牙痛，具有非常明显的效果。

（3）长期按压这处穴位，对于三叉神经痛、颜面神经麻痹，以及痉挛（口眼歪斜），眼睑跳动等疾病，具有非常好的调理和保健功能。

配伍治病

（1）治口歪：颧髎穴配地仓穴、颊车穴。

（2）治齿痛：颧髎穴配合谷穴。

（3）治三叉神经痛：颧髎穴配合谷穴、翳风穴。

（4）治面肌痉挛、眼睑眴动：颧髎穴配肝俞穴、太支穴。

父母取穴按摩法

（1）患儿正坐，目视前方，口唇稍微张开（这样更易深入穴位）。

（2）父母轻举双手，指尖朝上，掌心朝向面颊。

（3）父母用拇指指尖垂直按压穴道，按压的时候，力道稍微由下往上轻轻揉按。

（4）左右两侧，每次各按揉 1 ~ 3 分钟，或者两侧穴位同时按揉。

精确取穴

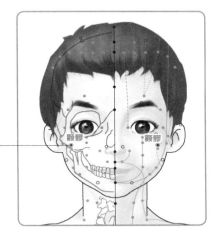

面部，当目外眦直下，颧骨下缘凹陷处即是

颧髎 颧髎

取穴技巧

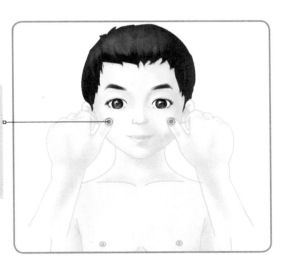

正坐，目视前方，口唇稍微张开（更易深入穴道），轻举双手指尖朝上，掌心朝向面颊，拇指指腹放于脸颊两侧，由下向上推，至颧骨尖处的下缘凹陷，约与鼻翼下缘平齐处即是该穴

父母按摩

父母以大拇指指尖垂直按压穴道，力道稍由下往上轻轻揉按，每次左右各（或双侧同时）揉按1～3分钟。

程度	拇指压法	时间/分钟
适度		1～3

08 听宫穴 孩子耳朵聪灵听力好

主治 耳鸣 耳聋 牙痛 中耳炎

　　想想看，孩子如果告诉你耳朵里面是不是好像养了小虫子一样，不时地吱吱地叫个不停，尤其是在夜深人静的时候，更是难以入眠，作为父母的你该怎么办呢？像这种耳朵产生的耳鸣、重听、听力障碍等，只要长期坚持按压听宫穴，就能够得到有效的改善。据《甲乙经》和《医学入门》记载，此穴位"在耳前珠子旁"。据《图考》，载于"耳门之前"。黄学龙曰："听宫在听会、颊车之间。余思过去经验，似以开口取听宫为宜，刺三分，灸三壮。"

　　命名：听，闻声；宫，宫殿；"听宫"的意思是指小肠经体表经脉的气血由本穴内走体内经脉。本穴物质为颧髎穴传来的冷降水湿云气，到达本穴后，水湿云气化雨降地，雨降强度比颧髎穴大，犹如可闻声，而注入地之地部的经水又如同流入水液所处的地部宫殿，所以名"听宫"。

　　功效：清头聪耳，宁神止痛。

　　主治

　　（1）这个穴位主要治疗和耳朵及听觉有关的各种疾病，如耳鸣、耳聋、中耳炎、外耳道炎、聤耳等。

　　（2）长期坚持按摩这个穴位，对于治疗失声、牙齿疼痛、癫痫、心腹痛、三叉神经痛、头痛、目眩头晕等病症，具有良好的效果。

　　配伍治病

　　（1）治疗耳鸣、耳聋：听宫穴配翳风穴、中渚穴。

　　（2）治外伤性耳聋：听宫穴配曲池穴、合谷穴。

　　（3）治失音：听宫穴配液门穴。

　　（4）治斜视：听宫穴配臂臑穴。

　　父母取穴按摩法

　　（1）患儿正坐目视前方，口微张开；父母举起双手，手指尖朝上，手掌心向前。

　　（2）拇指指尖垂直，并且轻轻插入耳屏前面的凹陷正中处，穴位处会有刺痛感。

　　（3）父母轻轻用大拇指的指尖揉按穴位，左右按揉，每次按揉1～3分钟。

取穴 按摩

精确取穴

位于面部，耳屏前，下颌骨髁状突的后方，张口时呈凹陷处即是

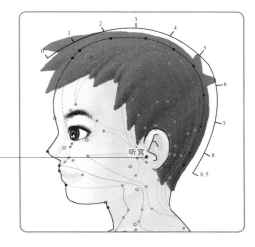

听宫

取穴技巧

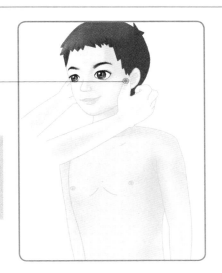

正坐目视前方，口微张开。举双手，指尖朝上，掌心向前。将大拇指指尖置于耳屏前凹陷正中处，则拇指指尖所在的位置即是该穴

父母按摩

父母以大拇指指尖轻轻揉按，每次左右各（或双侧同时）按揉1～3分钟。

程度	拇指压法	时间 / 分钟
适度		1 ~ 3

第七章 足太阳膀胱经穴

足太阳膀胱经是十四经络中最长的一条经脉，几乎贯穿整个身体。它运行人体中宝贵的体液，因此关系到全身的健康。此经脉起于内眼角睛明穴，止于足小趾端至阴穴，沿行经过头、颈、背部、腿足部。《灵枢寒热病》提到："足太阳有通项入于脑者，正属目本，名曰眼系在项中两筋间，入脑乃别阴、阳，阴阳相交，阳入阴，阴入阳，交于目锐。"

本经俞穴主治泌尿生殖系统、精神神经系统、呼吸系统、循环系统、消化系统的病症及本经所过部位的病症。例如：癫痫、头痛、目疾、鼻病、遗尿、小便不利及下肢后侧部位的疼痛等症。

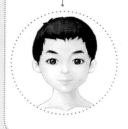

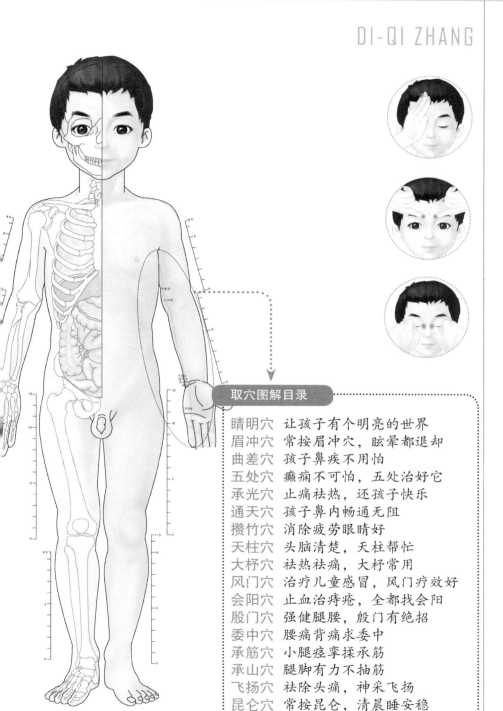

本章看点

01 睛明穴 让孩子有个明亮的世界

> **主 治** | **急慢性结膜炎** | **眼睛充血红肿** | **假性近视**

"睛明"出自《针灸甲乙经》，属于足太阳膀胱经。据文献考证，其最早见于《素问·气府论》，又名泪空、泪腔等，能够治疗各种眼病、面瘫、呃逆、急性腰扭伤等症。在《腧穴学》中，记载这个穴位可以主治十一种病症，其中十种为眼病。经常按摩睛明穴可以治疗孩子的轻度近视，对中高度近视也有缓解作用。

命名：睛，指穴位所在的部位及穴内气血的主要作用对象为眼睛；明，光明的意思。此穴是太阳膀胱经上的第一穴位，气血来自体内膀胱经的上行气血，是体内膀胱经吸热上行的气态物所化之液，即血。此穴将膀胱经之血提供给眼睛，眼睛受血而能视，变得明亮清澈，所以名"睛明"。

功效：清肝明目、缓解眼部疲劳。

主治

（1）此穴是主治所有眼病的关键穴位，对眼睛具有去眼翳、镇痛、消肿、止泪、止痒的作用，能令眼睛明亮。

（2）按摩此处穴位，能使急慢性眼结膜炎、眼睛充血红肿、面瘫、呃逆、急性腰扭伤的症状有所改善。

（3）长期按摩这处穴位，对假性近视、轻度近视、散光、夜盲症、早期轻度白内障、迎风流泪等眼疾，具有非常明显的调理、改善和保障作用。

配伍治病

（1）治目视不明：睛明穴配球后穴、光明穴。

（2）治近视、眼睛疲劳：睛明穴配角孙穴。

（3）治假性近视：睛明穴配攒竹穴、丝竹空穴。

（4）治散光：睛明穴配四白穴、太阳穴、天应穴。

父母取穴按摩法

（1）患儿正立，轻闭双眼，父母大拇指的指甲尖轻轻掐按鼻梁旁边与内眼角的中点，在骨上轻轻前后刮揉，有酸、胀，以及稍微刺痛的感觉。

（2）每天左右两穴位分别刮揉一次，每次 1 ~ 3 分钟，两侧穴位可同时刮揉。

取穴 按摩

精确取穴

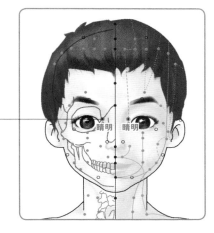

面部，距目内眦角上方 0.1 寸的凹陷处即是

取穴技巧

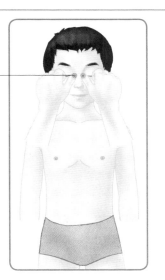

正坐轻闭双眼，双手手指交叉，八指指尖朝上，将大拇指置于鼻梁旁与内眼角的中点，则拇指指尖所在的位置即是

父母按摩

父母用大拇指指甲尖轻掐穴位，在骨上轻轻前后刮揉，每次左右各（或双侧同时）刮揉1~3分钟。

程度	拇指压法	时间 / 分钟
轻	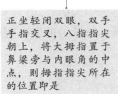	1 ~ 3

02 眉冲穴 常按眉冲穴，眩晕都退却

| 主治 | 头痛 | 眩晕 | 鼻塞 | 癫痫 | 假假 |

此穴位名出自《脉经》，别名小竹，属足太阳膀胱经。据《针灸资生经》中记载："眉冲二穴，一名小竹，当两眉头直上入发际是。"《针灸资生经》中还说此穴位能够治疗头痛、鼻塞等疾患。可见，中国古代医家对眉冲穴在人体上的位置，以及它的功用，都已有很详细的考证。事实也是如此。如果在日常生活中，你的孩子偶感风寒，感到头痛、鼻塞等不适，或者在感到眩晕的时候，可以轻轻按揉一下孩子的眉冲穴，就能使病情得以缓解。

命名：眉，就是眼眶上面的毛发，也就是我们说的眉毛，色黑，在这里指的是穴内的气血物质为寒冷的水湿之气；冲，冲射的意思。"眉冲"的意思就是说来自膀胱经的气血在此穴位处吸热向上冲行。本穴的气血是从攒竹穴传来的水湿之气，上行到本穴后，散热冷缩，又受外部传来的热，寒冷水气复又胀散，胀散之气便沿着膀胱经向上冲行，所以名"眉冲"。

功效：清肝泻火，止痛痛络。

主治

（1）按摩眉冲穴，具有宁神通窍、止痛通络的作用。

（2）经常按摩眉冲穴，能够有效治疗头痛、眩晕、鼻塞、癫痫等疾病，使症状得到调理和改善。

配伍治病

（1）治头痛：眉冲穴配太阳穴。

（2）治眩晕、目视不明：眉冲穴配攒竹穴。

（3）治鼻塞：眉冲穴配迎香穴。

父母取穴按摩法

（1）父母双手的中指伸直，其他手指弯曲。

（2）将中指的指腹放在患儿眉毛内侧边缘处，并沿着直线向上推，指腹直入发际，则指头所指部位就是该穴。

（3）用中指的指腹揉按穴位，用力适度。

（4）分别揉按左右穴位，或者两穴位同时揉按，每次左右各 1 ~ 3 分钟。

取穴　按摩

精确取穴

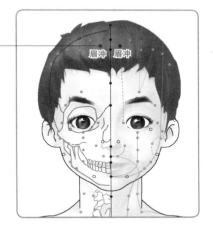

人体的头部，攒竹穴直上入发际0.5寸，神庭穴与曲差穴连线之间即是

取穴技巧

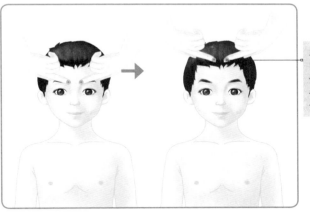

双手中指伸直，其他手指弯曲，将中指指腹放于眉毛内侧边缘处，沿直线向上推，指腹入发际，则指尖所在的位置即是该穴

父母按摩

父母以中指指腹揉按穴位，每次左右各1～3分钟。

程度	中指折叠法	时间／分钟
适度		1～3

主 治	头痛	鼻塞	鼻炎	目视不明

这个穴位的名字出自《甲乙经》，别名鼻冲。和眉冲穴一样，曲差穴对鼻塞、头痛、目视不明也具有良好的治疗作用。此穴主要对治疗鼻疾有一定的特殊疗效，例如鼻塞、流鼻涕、鼻炎等。如果孩子感到自己的鼻子不舒服，或者孩子在不小心感冒之后，感到鼻塞不通，或者不断地流鼻涕，此时，你只需要给孩子按一按、揉一揉曲差穴，就能够让病情得到减轻，感到舒适不少。

命名：曲，隐秘的意思；差，派遣的意思；"曲差"的意思是说膀胱经气血由此穴位输送到头上的各个部位。此穴位中的物质是眉冲穴传来的水湿之气，到达这里后，进一步吸热胀散，并输送头上各部位。但是，因为它的气血水湿成分少，呈若有若无之状，所以名"曲差"。"曲差穴"也被称"鼻冲"。

功效：清热降浊，通窍明目。

主治

（1）按摩曲差穴，能够清絷降浊，通窍明目。

（2）经常按摩这处穴位，对头痛、鼻塞、鼽衄、目视不明、流鼻涕、鼻炎等疾患，具有良好的调理、改善、治疗作用。

配伍治病

（1）治鼻塞、流鼻涕：曲差穴配风池穴。

（2）治头痛：曲差穴配合谷穴。

（3）治鼻炎、鼻窦炎：曲差穴配通天穴。

父母取穴按摩法

（1）父母将一只手的手掌心朝孩子面部，中间三指并拢，其他两指弯曲。

（2）父母将无名指的指腹入前发际，放在发际的正中处，那么食指的指尖所在之处就是该穴位。

（3）用食指的指腹，以适当的力度按压穴位；以同样的方法按压另一侧穴位。

（4）可以左右分别按压两穴位，也可以两处穴位同时按压，每次每穴位按压1～3分钟。

取穴 按摩

精确取穴

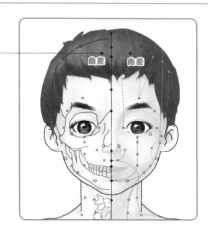

人体头部，前发际正中直上 0.5 寸，旁开 1.5 寸，即神庭穴与头维穴连线的内 1/3 与中 1/3 交点处即是

取穴技巧

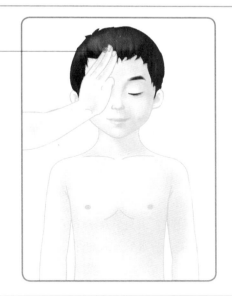

一手掌心向颜面，中间三指并拢，其他两指弯曲，无名指指腹入前发际，放于发际正中处，则食指指尖所在的位置即是该穴

父母按摩

父母以食指指腹按压穴位，每次左右各 1 ~ 3 分钟。

程度	食指压法	时间 / 分钟
适度		1 ~ 3

04 五处穴 癫痫不可怕，五处治好它

主治 **头痛** **目眩** **癫痫**

这个穴位的名字出自《甲乙经》，在《医学入门》中作"巨处"，属足太阳膀胱经。这处穴位的功效与眉冲穴、曲差穴差不多，能够主治头痛、目眩、目视不明等疾患。如果不小心绊了一跤，感到头晕眼花，或者眼前总是看不清楚东西，那么，可以经常按揉一下这个穴位，具有很好的治疗作用。关于它的作用，《铜人》云："治头风，目眩。"《大成》云："主目不明。"

命名：五，指东、南、西、北、中五个方位；处，处所的意思；"五处"的意思是指此处穴位的气血来自头上的各部位。此处穴位的气血本来应该由曲差穴提供，但是因为曲差穴的气血受热后散于膀胱经之外，所以基本上没有物质再传入本穴，于是，此穴的气血就由头上各部位的气血汇入，因此名"五处穴"。

功效：宁神止痛，活血通络。

主治

（1）按摩此处穴位，具有宁神止痛、活血通络的作用。

（2）经常按摩这个穴位，能够有效治疗头痛、目眩、癫痫等疾病。

（3）如果遇到小儿惊风时，按摩这个穴位，能迅速缓解小儿惊风的症状，帮助孩子及时得到救治。

配伍治病

（1）治头痛、目眩：五处穴配合谷穴、太冲穴。

（2）治小儿惊风：五处穴配风池穴。

（3）治小儿癫痫：五处穴配行间穴。

父母取穴按摩法

（1）父母伸出一只手，中间三指并拢，其他两指弯曲，手掌心朝向面部。

（2）父母无名指第一关节全入患儿发际，放于发际之上正中处，那么食指的指尖所在之处就是这处穴位。

（3）用同样的方法找出另外一个穴位。

（4）以适当的力度，用食指的指腹按压穴位，左右两穴每次按压 1～3 分钟。

精确取穴

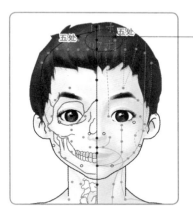

五处　　五处

人体的头部，当前发际正中直上1寸，旁开1.5寸处即是

取穴技巧

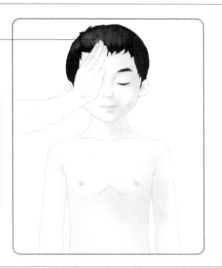

一手中间三指并拢，其他两指弯曲，掌心向颜面，无名指第一关节全入发际，放于发际上正中处，则食指指尖所在的位置即是穴位。依此法找出另一穴

父母按摩

父母以食指指腹按压穴位，每次左右各1～3分钟。

程度	食指压法	时间 / 分钟
适度		1～3

05 承光穴 止痛祛热，还孩子快乐

主治　头痛　目眩　鼻塞　热病

这个穴位的名称出自《甲乙经》"在五处后二寸"，在《千金要方》和《素问·刺热篇》中，均作"一寸"，《铜人·腧穴针灸图》和《资生经》中，作"一寸五分"。《甲乙经》云："热病汗不出，青盲远视不明。"《铜人》云："治风眩头痛。"《大成》云："主目生白翳。据医典古籍记载，此穴具有医治风眩头痛、欲呕烦心、多清鼻涕、鼻塞、口歪、目眩、目翳、目视不明等疾患的作用。

命名：承，受的意思；光，亮、阳、热的意思。"承光"的意思是指膀胱经气血在这个穴位进一步受热胀散。此处穴位物质是从五处穴传来的凉湿水气，到达本穴后，进一步受热胀散，犹如受之以热一样，所以名"承光"。

功效：清热明目，祛风通窍。

主治

（1）按摩这个穴位，具有清热明目、祛风通窍的作用。

（2）按摩这个穴位，对头痛、目眩、鼻塞、热病具有特殊的疗效，能够使疾患的症状得到改善。

（3）长期坚持按压这个穴位，还能够对面部神经麻痹、角膜白斑、鼻息肉、鼻炎、内耳眩晕、口歪、青盲、目视不明症等疾病，具有明显的治疗和调理作用。

配伍治病

（1）治头痛：承光穴配百会穴。

（2）治鼻塞、鼻炎：承光穴配曲差穴。

（3）治热病：承光穴配少商穴、中冲穴。

父母取穴按摩法

（1）父母左手的四指并拢，拇指翘起，将小指放在患儿前发际正中处，找出食指的指腹的位置，并以此为基点。

（2）再把左手中指与食指并拢，中指的指腹放在基点处，食指的指尖所指即穴位。用同样的方法找出另外一侧的穴位。

（3）用食指的指腹按压穴位，左右穴位每次按压1～3分钟。

取穴　按摩

精确取穴

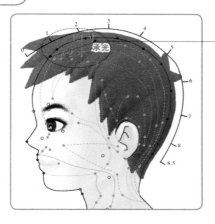

人体的头部，当前发际正中直上 2.5 寸，旁开 1.5 寸处即是

取穴技巧

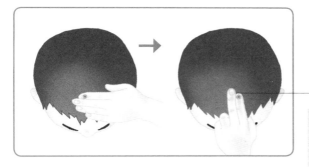

左手四指并拢，拇指翘起，将小指放于前发际正中处，找出食指指腹所在位置，以此为基点；再把左手中指与食指并拢，中指指腹放于基点处，则食指指尖所在的位置即是该穴。依此法找出另一穴位

父母按摩

父母以食指指腹按压穴位，每次左右各 1 ~ 3 分钟。

程度	食指压法	时间 / 分钟
适度		1 ~ 3

| 主 治 | 头痛 | 眩晕 | 鼻塞 | 鼻出血 |

《甲乙经》曰："头顶痛重，通天主之。"《铜人》曰："治偏风口渴。"这些说的都是关于这个穴位的作用。在人体穴位中，这是一个重要的穴位，它能够治疗多种疾病，如鼻塞、鼻疮、虚脱、眩晕等。如果你在生活中遇到了上述这些情况后，不妨按摩通天穴一试效果。

命名：通，通达的意思；天，指天部；"通天"的意思是指膀胱经气血由此上行天部。本穴的气血来自承光穴的水湿之气，到达本穴后，水湿之气所处为天之下部，与头部的阳气不在同一层次，经本穴吸热后才上行至与头部阳气相同的天部层次，所以名"通天"。"通天穴"也称天臼、天伯、天目、天白、天日、天归、天旧。

功效：清热除湿、通窍止痛。

主治

（1）长期坚持按摩这个穴位，对头痛、眩晕、鼻塞、鼻出血、鼻渊、鼻疮、虚脱、具有明显的治疗作用。

（2）据报道，曾有患者在小便失禁后，医生取患者双侧通天穴治疗，取得了一定的疗效；在中医临床中还发现，针对一些癫痫病大发作的患者，利用针刺通天穴，结果使患者的脑电图趋于规则化，使病人的病情得以缓解。

配伍治病

（1）治鼻疾：通天配迎香、合谷。

（2）治虚脱：通天穴配人中穴内关穴。

（3）治头痛、眩晕：通天配风池穴昆仑穴。

父母取穴按摩法

（1）父母左手的五指并拢，将小指放在患儿前发际正中处，找出拇指的指尖所在的位置，并以此为基点。

（2）再把左手的中指和食指并拢，中指的指腹放在基点处，那么食指的指尖所在的地方就是这个穴位，用同样的方法找出另外一侧的穴位。

（3）以适当的力度按摩穴位，每次 1 ~ 3 分钟。

精确取穴

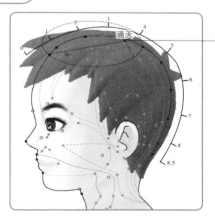

通天

人体的头部，当前发际正中直上 4 寸，旁开 1.5 寸处即是

取穴技巧

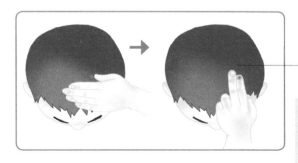

左手五指并拢，将小指放于前发际正中处，找出拇指指尖所在位置，以此为基点；再把左手中指与食指并拢，中指指腹放于基点处，则食指指尖所在的位置即是该穴。依此法找出另一穴位

父母按摩

父母以食指指腹按压穴位，每次左右各 1 ~ 3 分钟。

程度	食指压法	时间 / 分钟
适度		1 ~ 3

07 攒竹穴 消除疲劳眼睛好

主治　急慢性结膜炎　泪液过多　眼睑震颤

《针灸心悟》中云：攒竹穴可以治疗急性腰扭伤。其实，攒竹穴不仅对急性腰扭伤具有良好的治疗效果，还能够改善头痛、头晕等多种症状。尤其是在现代社会中，大多数人的工作都很紧张繁忙、疲惫不堪，尤其是整天都在教室里学习的学生，眼睛长时间地盯着书本，非常容易遇到眼睛涨痛、眉棱骨痛的情况。对这些人来说，只要能够经常正确按压攒竹穴，就可以达到改善的效果。当孩子受到惊吓，父母可以给孩子按摩攒竹穴，具有安神压惊的作用。

命名：攒，聚集的意思；竹，指山林之竹。因为此处穴位的物质是睛明穴上传而来的水湿之气，因其性寒吸热上行，与睛明穴内提供的水湿之气相比，由本穴上行的水湿之气量小，如同捆扎聚集的竹竿小头一样，所以名"攒竹"。

功效：活血通络，明目止痛。

主治

（1）按摩此穴，可改善急慢性结膜炎、泪液过多、眼睑震颤、眼睛疼痛等症状。

（2）按摩此穴，能够缓解视力不清、眼睛红肿等症状。

（3）长期按摩此处穴位，对风热，痰湿引起的脑昏头痛、眉棱骨痛等具有明显的调理和改善作用。

配伍治病

（1）治口眼歪斜、眼睑下垂：攒竹穴配阳白穴、四白穴。

（2）治目赤肿痛、迎风流泪：攒竹穴配睛明穴、承泣穴。

（3）治结膜炎：攒竹穴配少冲穴、睛明穴。

父母取穴按摩法

（1）患儿仰卧。

（2）父母双手的手指交叉，指尖向前，两个大拇指的指腹相对，由下往上向眉棱骨按压，轻按有痛、酸、胀的感觉。

（3）每次左右两穴位各按揉1～3分钟，也可以两侧穴位同时按压。注意：一般人取穴，是由面部直接按压在眉棱骨上，正确的应该是由下往上按。

取穴 按摩

精确取穴

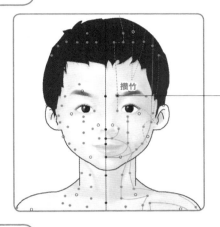

攒竹

面部，当眉头陷中，眶上切迹处即是

取穴技巧

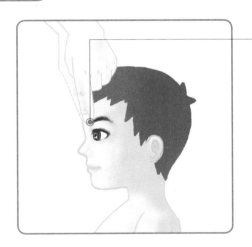

正坐轻闭双眼，两手肘撑在桌面，双手手指交叉，指尖向上，将两大拇指指腹由下往上置于眉棱骨凹陷处，则拇指指腹所在的位置即是该穴

父母按摩

父母两手中指指腹由下往上按压穴位，每次左右各（或双侧同时）揉按1～3分钟。

程度	中指折叠法	时间 / 分钟
适度		1 ～ 3

（主治）（鼻塞）（热病）（后头痛）（视力衰弱）

《内经》中说："补天柱侠颈。""侠颈"就是说天柱穴在颈部的两旁。"补天柱"就是在天柱穴施用补法。经常头痛、昏昏沉沉、视力模糊、头脑不清的孩子，父母只要每天都能够坚持按压天柱穴，或者每天早晚各按压一次，每次连扣九下或者九的倍数，就会获得立竿见影的效果。

命名：天有两个意思，一指穴位内的物质为天部阳气；二指穴位内的气血作用于人的头颈；柱，支柱的意思，支撑重物的坚实之物，比喻穴位内气血饱满坚实。本穴位内的气血是汇聚膀胱经背部各俞穴上行的阳气所致，其气强劲，充盈头颈交接之处，颈项受其气乃可承受头部重量，如同头上的支柱一样，所以名"天柱"。

功效：通络，止痛，明目。

主治

（1）此穴位对后头痛、颈项僵硬、肩背疼痛、脑溢血、鼻塞、嗅觉功能减退等具有疗效；还能够很好地预防中暑，改善头晕、耳鸣等症状。

（2）按摩这个穴位，能改善视力衰弱、视神经萎缩、眼底出血等症状，并且有很好的保健调理作用。

（3）经常按摩这个穴位，还可以使头脑反应敏锐，增强记忆力，并且可以调整改善内脏功能。

配伍治病

（1）治头痛项强：天柱穴配大椎穴、风池穴。

（2）治视力减退：天柱穴配睛明穴、承泣穴。

（3）治热病：天柱穴配中冲穴、少商穴。

父母取穴按摩法

（1）患儿背坐，父母双手举起，抬肘，掌心朝前，向着患儿后头部。

（2）指尖朝上，用大拇指的指腹，从下而上按进颈后枕骨下，大筋外两侧凹陷处，有酸痛、胀、麻的感觉。

（3）由下往上轻轻用力按揉两侧穴位，每次按揉1~3分钟。

取穴　按摩

精确取穴

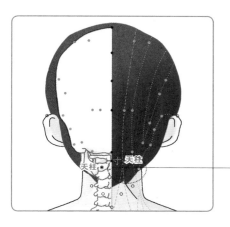

项部大筋（斜方肌）外缘之后发际凹陷中，约当后发际正中旁开1.3寸处即是

天柱　天柱

取穴技巧

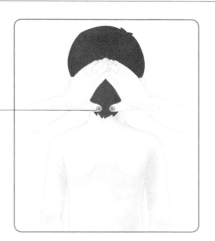

正坐双手举起，抬肘，掌心朝前，向着后头部，指尖朝上，将大拇指指腹置于后头骨正下方凹处，即大筋外两侧凹陷处，则拇指指腹所在的位置即是该穴

父母按摩

父母以大拇指指腹由下往上轻出力揉按，每次左右各(或双侧同时)1～3分钟。

程度	拇指压法	时间 / 分钟
轻		1～3

大杼穴 祛热祛痛，大杼常用

（主 治）（咳嗽）（发热）（项强）（肩背痛）

夏季长期待在空调环境中，长时间坐在教室里面学习，或者长期使用电脑，再加上缺少运动，孩子的颈肩部位很容易感到不舒服，会感到酸痛。这种情况如果持续下去，颈肩部位就会变得疼痛、僵硬，严重的还会患上各种肩周关节炎。时间久了，就会产生骨质增生，即"骨病"，会使大杼穴气血瘀阻的情况被加重。所以，父母经常给孩子按压大杼穴，可以使这个穴位的气血保持畅通，并保证了颈肩部经脉气血的流通，各种颈椎疾病的症状也就能够得到改善。

命名： 大，多的意思；杼，在古代指织布的梭子。此处穴位的物质是膀胱经背俞各穴吸热上行的水湿之气，至本穴后虽散热冷缩为水湿成分多的凉湿水气，但在本穴位进一步吸热胀散，并化为上行的强劲风气，上行之气中水湿犹如织布的梭子一样向上穿梭，所以名"大杼"。

功效： 清热除燥、止咳通络。

主治

（1）按摩这处穴位，具有清热除燥、止咳通络。

（2）长期按压这个穴位，能够有效治疗咳嗽、发热、肩背痛等疾病。

（3）配肩中俞穴、肩外俞穴，治疗肩背痛。

配伍治病

（1）治肩背痛：大杼穴配肩中俞穴、肩井穴。

（2）治肺热咳嗽：大杼穴配肺腧穴、合谷穴。

（3）治风热感冒者：大杼穴配曲池穴、尺泽穴。

父母取穴按摩法

（1）患儿背坐，头微微向前俯，父母双手举起，掌心向后，食指和中指并拢，其他手指弯曲，并越过肩伸向背部。

（2）将中指的指腹放在颈椎末端最高的骨头尖（第七颈椎）下的棘突（第一胸椎的棘突）下方，食指指尖所在的部位就是这个穴位。

（3）患儿举手抬肘，父母用中指的指腹按压，每次左右两穴各按揉1～3分钟。

取穴 按摩

精确取穴

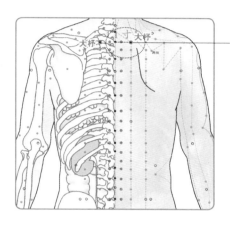

人体的背部,当第一
胸椎棘突下,旁开 1.5
寸处即是

取穴技巧

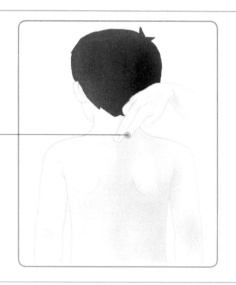

正坐头微向前俯,双手举
起,掌心向后,并拢食中
两指,其他手指弯曲,越
过肩伸向背部,将中指指
腹置于颈椎末端最高的骨
头尖(第七颈椎)下的棘突
(第一胸椎的棘突)下方,
则食指指尖所在的位置即
是该穴

父母按摩

父母举手抬肘,用中指指腹
按压,每次左右各(或双侧同
时)揉按 1 ~ 3 分钟。

程度	中指折叠法	时间 / 分钟
适度		1 ~ 3

10 风门穴 治疗儿童感冒，风门疗效好

主 治　恶寒　支气管炎　风寒感冒发热

此处穴位名出自《甲乙经》："风眩头痛，鼻不利，时嚏，清涕自出，风门主之。"《会元针灸学》中说："风门者，风所出入之门也，""穴在第二椎下两旁，为风邪出入之门户，主治风疾，故名风门。"这个穴位是中医临床祛风最常用的穴位之一。

命名：风，指穴位内的气血物质主要为风气；门，指出入的门户。此穴位的物质是膀胱经背俞各穴上行的水湿之气，到此穴后吸热胀散，并化风上行，所以名"风门"。"风门穴"也称"热府""背俞""热府俞"。

功效：宣通肺气，调理气机。

主治

（1）按摩这个穴位，具有宣通肺气、调理气机的作用。

（2）按摩此穴，能够改善各种风寒感冒发热、恶寒、咳嗽、支气管炎等疾病。

（3）此穴对预防感冒、荨麻疹、呕逆上气等症，都具有很好的保健和调理作用。

（4）用热吹风机"吹"这个穴位，对剧烈的哮具有迅速缓解的作用。

（5）此穴位还可以有效治疗背部青春痘。

配伍治病

（1）治风寒感冒发热：风门穴配风池穴、风府穴、大椎穴。

（2）治咳嗽、气喘：风门穴配肺俞穴、大椎穴。

（3）治伤风咳嗽：风门穴配合谷穴。

（4）治小儿支气管炎：风门穴配天突穴、肺俞穴、定喘穴。

父母取穴按摩法

（1）患儿正坐，头微微向前俯，父母举起双手，掌心向后。

（2）食指和中指并拢，其他手指弯曲，越过患儿肩伸向背部，将中指的指腹放置在大椎下第二个凹陷的中心，即食指的指尖所在的位置就是该穴。

（3）父母用中指的指腹按揉穴位，每次左右两侧穴位各按揉 1 ～ 3 分钟。

取穴 按摩

精确取穴

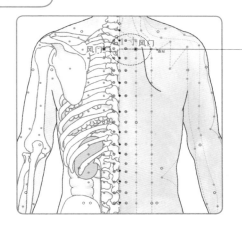

背部，当第二胸椎棘突下，旁开 1.5 寸处即是

取穴技巧

正坐头微向前俯，双手举起，掌心向后，并拢食中两指，其他手指弯曲，越过肩伸向背部，将中指指腹置于大椎下第二个凹注（第二胸椎与第三胸椎间）的中心，则食指指尖所在的位置即是该穴

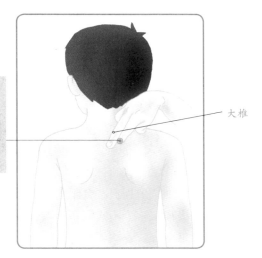

大椎

父母按摩

父母举手抬肘，用中指指腹揉按穴位，每次左右各（或双侧同时）揉按 1 ~ 3 分钟。

程度	中指折叠法	时间 / 分钟
适度		1 ~ 3

11 会阳穴 止血治痔疮，全都找会阳

> 主治　泄泻　便血　脱肛

便血可能是一种常见的消化道疾病的症状，如痔疮、肛裂、结肠息肉等；也有可能是大肠癌等癌变的信号。父母如果发现您的孩子便血，除了要马上前往医院检查，也可以通过按压会阳穴，使便血的症状暂时得到缓解。关于这个穴位的作用，《甲乙经》记载："肠澼便血。"《铜人》曰："久痔阳气虚乏。"《图翼》云："腹中寒气。"

命名： 会，会合、交会的意思；阳，阳气的意思。这个穴位的物质是下髎穴传来的地部剩余经水，量很小，到达这个穴位后，吸热气化为天部之气，然后又与督脉外传的阳气会合，再沿膀胱经散热下行，穴内气血的变化特点是天部的阳气相会，所以名"会阳"。"会阳穴"也名"利机"。

功效： 散发水湿，补阳益气。

主治

（1）按摩这个穴位，具有散发水湿，补阳益气的作用。

（2）经常按压这个穴位，对泄泻、便血、都具有很好的疗效。

（3）配曲池穴、血海穴，有祛风除湿、活血止痒的作用，能够治疗阴部皮炎、瘙痒症状；配百会穴、长强穴，有升阳固脱的作用，能够治疗脱肛等症状。

配伍治病

（1）治小儿泄泻、便血：会阳穴配长强穴。

（2）治小儿脱肛：会阳穴配百会穴、腰俞穴。

（3）治皮肤瘙痒：会阳穴配曲池穴。

父母取穴按摩法

（1）父母双手向患儿背后，手掌心朝向背部，中指伸直，其他手指弯曲，将中指的指腹放在尾骨端两旁。

（2）父母用中指指腹按压所在之处，有酸痛感。

（3）用中指的指腹按揉穴位，左右两侧穴位每次各按揉 1 ~ 3 分钟。

取穴 按摩

精确取穴

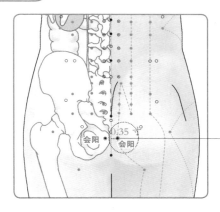

会阳
0.35
会阳

人体骶部，尾骨端旁
开 0.5 寸处即是

取穴技巧

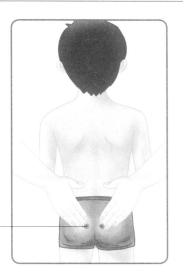

正坐，双手向后，手心朝向背
部，中指伸直，其他手指弯曲，
将中指指腹置于尾骨端两旁，则
中指指腹所在位置即是该穴

父母按摩

父母用中指指腹揉按穴位，
每次左右各揉按 1～3 分钟。

程度	中指折叠法	时间／分钟
适度		1～3

12 殷门穴 强健腿腰，殷门有绝招

> **主 治** | 下肢麻痹 | 坐骨神经痛 | 小儿麻痹后遗症

殷门穴是足太阳膀胱经的穴位，在大腿后侧正中，敲打这处穴位，专门治疗腰背疼痛和腰椎间盘突出症状，并且立竿见影，效果非常明显。经常按摩、敲打殷门穴，能够通经活络、疏通筋脉，还可以促使腿部消耗多余的脂肪，使大腿具有修长、平滑的曲线美。关于它的疗效，《甲乙经》云："腰痛得俛不得仰。"《铜人》云："举重恶血。"《大成》曰："外股肿。"

命名：殷，盛大、众多、富足的意思；门，指出入的门户。"殷门"的意思是指膀胱经的地部水湿在这个穴位大量气化。因此这处穴位的物质是承扶穴脾土中外渗至本穴的地部水湿，在此穴位，水湿分散于穴位周围并且大量气化，气血物质显得很充盛，所以名"殷门"。

功效：舒筋通络，燥湿生气。

主治

（1）按摩、敲打这个穴位，可以舒筋通络、强腰膝。

（2）经常按摩、敲打这个穴位，可以治疗精神神经系统的疾病，如坐骨神经痛、下肢麻痹、小儿麻痹后遗症。

（3）经常按压、敲打这个穴位，可改善腰背痛、股部炎症等病症。

配伍治病

（1）治小儿麻痹后遗症：殷门穴配三阴交穴、商丘穴。

（2）治下肢痿痹：殷门穴配风市穴、足三里穴。

（3）治腰痛：殷门穴配大肠俞。

（4）治腰脊疼痛：殷门穴配肾俞穴、委中穴

父母取穴按摩法

（1）患儿俯卧，父母双手四指并拢，放在患儿大腿后正中，臀部与膝盖的中间位置偏上处，大拇指所指的位置即是穴位。

（2）父母四指并拢，用大拇指指腹按揉这个穴位。

（3）左右两侧的穴位，每次各按揉 1 ~ 3 分钟。

取穴 按摩

精确取穴

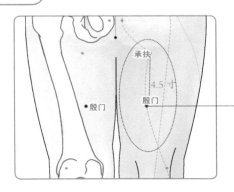

承扶

4.5寸

殷门

殷门

大腿后面，当承扶与
委中的连线上，承扶
下6寸处即是

取穴技巧

正坐，双手食指与中指并
拢，其他手指弯曲，放于大
腿后正中，臀部与膝盖的中
间位置偏上处，则中指所在
位置即是

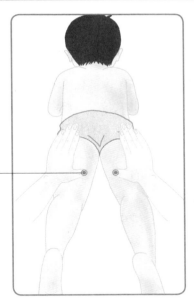

父母按摩

伸直四指，用大拇指指腹揉按该
穴，每次左右各揉按1～3分钟。

程度	拇指压法	时间 / 分钟
适度		1 ～ 3

主 治　腰腿无力　腰连背痛　四肢发热

　　委中穴是中医针灸经络中的四大总穴之一，因此，在古代的经诀歌中就有"腰背委中求"之类的句子，在《幼科铁镜》一书中也云："惊时若身往前扑，即将委中穴向下揞住，身便直。"《灵枢》云："膀胱病者，小腹偏肿而痛，以手按之，即欲小便而不得，肩上热，若脉陷，及足小趾外廉及胫踝后皆热，取委中央。"

　　命名：委，堆积的意思；中，穴内气血所在为天、人、地三部的中部。此穴物质是膀胱经膝下部各穴上行的水湿之气，吸热后的上行之气，在穴中呈聚集之状，因此称"委中"。"委中穴"也叫"腘中穴""郄中穴""血郄穴"。

　　功效：通络止痛、强腰膝。

　　主治

　　（1）按摩这个穴位，具有通络止痛、强肾利尿的作用。

　　（2）长期按摩此穴位，对腰背、腿部的各种疾病，如腰腿无力、腰痛、腰连背痛、腰痛不能转侧等，都有良好的疗效。

　　（3）长期按摩这个穴位，能够有效治疗热病汗不出、急性胃肠炎、坐骨神经痛、小腿疲劳、颈部疼痛、下肢瘫痪，臀部疼痛、膝关节疼痛、腓肠肌痉挛等病症。

　　配伍治病

　　（1）治便血：委中穴配长强穴、承山穴。

　　（2）治中暑：委中穴配人中穴、十宣穴。

　　（3）治小儿遗尿：委中穴配神门穴、肾俞穴。

　　（4）治腰腿无力：委中穴配足三里穴、气海穴。

　　父母取穴按摩法

　　（1）患儿俯卧，父母将双手轻握大腿两侧、大拇指在上，其余四肢在下。

　　（2）父母将大拇指放在膝盖里侧，就是腿弯的中央部位，用大拇指按压所在之处，有酸痛感。

　　（3）大拇指的指腹，向内用力按揉，每次左右两侧穴位各按揉 1 ~ 3 分钟。

取穴 按摩

精确取穴

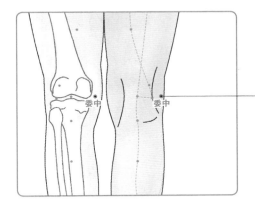

在腘横纹中点，当股
二头肌腱与半腱肌肌
腱的中间即是

取穴技巧

端坐垂足，双手轻握大腿两
侧，大拇指在上，其余四指在
下，食指放于膝盖里侧，即腿
弯的中央，则食指所在的位置
即是该穴

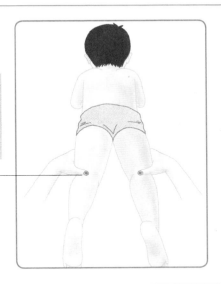

父母按摩

父母用食指指腹，用力向内
揉按，每次左右各（或双侧
同时）揉按 1 ~ 3 分钟。

程度	食指压法	时间 / 分钟
适度		1 ~ 3

14 承筋穴 小腿痉挛揉承筋

主治　　小腿痛　　小儿脱肛　　腓肠肌痉挛

《甲乙经》中云："在腨肠中央陷者中。"《素问·刺禁论》中说："刺腨肠内陷为肿。"《素问·刺腰痛论》王冰注："在下同身寸之五寸，上承腘中之穴，下当申脉之位，是谓承筋穴，即腨中央如外陷者中也。"这是一个很有用的穴位，可以治疗痔疮和腰背疼痛、小腿疼痛等。

命名：承，承受的意思；筋，肝所主的风。"承筋"的意思是指膀胱经的上行阳气在此穴位化风而行。这个穴位的物质为膀胱经足下部各穴上行的阳热之气，至本穴后为风行之状，所以名"承筋"。

功效：舒筋活络，强健腰膝，清泻肠热。

主治

（1）按摩这个穴位，具有舒筋活络、强健腰膝、清泻肠热的作用。

（2）长期按摩这个穴位，对小腿痛、腓肠肌痉挛、腰背疼痛、急性腰扭伤、小儿脱肛、便秘，都具有良好的疗效。

（3）长期按摩这个穴位，还对腿痛转盘、腰背拘急有疗效；在现代临床中，常用来治疗下肢麻痹、坐骨神经疼痛等疾病。

配伍治病

（1）治小腿抽筋：承筋穴配委中穴、承山穴。

（2）治小儿麻痹：承筋穴配足三里穴、阳陵泉穴。

（3）治小儿便秘：承筋穴配天枢穴、神阙穴。

父母取穴按摩法

（1）患儿俯卧，父母一手的四指并拢，把拇指放在患儿同侧腿的膝盖后腿弯处。

（2）手背贴小腿肚，小指所在的小腿正中央处，也就是小腿后部肌肉的最高点即是穴位。

（3）父母用手轻轻握住小腿侧部，拇指在小腿后，四指在腿侧，用拇指的指腹按揉穴位，左右两穴位，每次按揉1～3分钟。

取穴 按摩

精确取穴

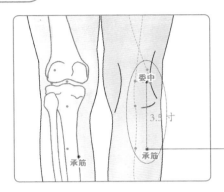

人体的小腿后面，当委中穴与承山穴的连线上，腓肠肌肌腹中央，委中穴下 5 寸处即是

取穴技巧

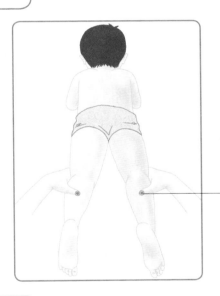

正坐垂足，一手五指并拢，手背贴小腿肚，将拇指放于同侧腿的膝盖后腿弯处，则小指所在的小腿正中央处，即小腿后部肌肉的最高点处即是该穴

父母按摩

父母用手轻握小腿，拇指在小腿后部正中央处，四指在腿侧，以拇指指腹揉按穴位，每次左右各揉按 1 ~ 3 分钟。

程度	拇指压法	时间 / 分钟
适度		1 ~ 3

15 承山穴 腿脚有力不抽筋

主 治　脚无力　小腿抽筋　坐骨神经痛

　　承山，顾名思义，就是承受一座山。人站着的时候，小腿肚子会感到紧张，而承山穴所处的位置，正好是筋、骨、肉的一个组结，是最直接的受力点。承山穴是一个可以帮助我们缓解疲劳的穴位，不管遇到了多大的压力，身心感到多么的疲惫，只要轻轻按压承山穴，就能够帮助我们缓解疲劳，消除压力。同时，经常按摩承山穴，还具有祛除体内湿气的良好效果。

　　命名：承，承受、承托的意思；山，指大堆的土石，这里指穴内物质为脾土。随膀胱经经水上行而来的脾土和水液的混合物，行至本穴后，水液汽化，干燥的脾土微粒沉降穴的周围，沉降的脾土堆积如同大山一样，所以名"承山"。

功效：舒筋活络、祛湿、通便。

主治

（1）经常按摩承山穴，具有缓解疲劳、舒筋活血、祛除体内湿气的作用。

（2）经常按摩这个穴位，对腰腿疼痛、坐骨神经痛、腓肠肌痉挛、腰背疼痛、足跟疼痛、膝盖劳累，具有非常明显的疗效。

（3）长期按摩这个穴位，还能够治疗并改善四肢麻痹、便秘、脱肛等疾病。

配伍治病

（1）治小儿便秘：承山穴配天枢穴、神阙穴。

（2）治下肢痿痹：承山穴配环跳穴、阳陵泉穴。

（3）治便血：承山穴配长强穴、委中穴。

（4）治小腿抽筋：承山穴配承筋穴。

父母取穴按摩法

（1）患儿俯卧。

（2）父母用手掌握住患儿脚踝，大拇指的指腹沿着脚后跟正中（阿里基腱）直上。

（3）在小腿肚下，"人"字形的中点就是该处穴位。

（4）父母用四指轻轻握住小腿，用大拇指的指腹按揉穴位，每次左右穴位各按揉1～3分钟，也可以两侧穴位同时按揉。

取穴　按摩

精确取穴

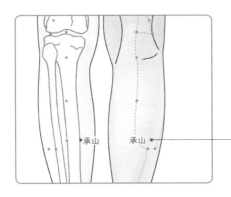

承山　　承山

小腿后面正中，委中穴与昆仑穴之间，当伸直小腿和足跟上提时腓肠肌肌腹下出现凹陷处即是

取穴技巧

正坐翘足，将欲按摩的脚抬起，置放在另外一腿的膝盖上方。用同侧的手掌握住脚踝，大拇指指腹沿着脚后跟正中（阿里基腱）直上，在小腿肚下，"人"字形的中点处即是该穴

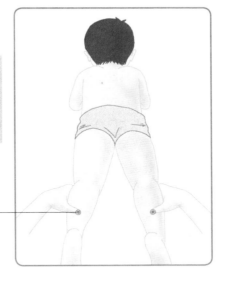

父母按摩

父母四指轻握患儿小腿，用大拇指指腹揉按穴位，每次左右各（或双侧同时）揉按1～3分钟。

程度	拇指压法	时间／分钟
适度		1 ~ 3

飞扬穴 祛除头痛，神采飞扬

主 治	痔疮	癫痫	眩晕	风湿性关节炎

对于患有慢性腰疼的孩子来说，飞扬穴是一个很好的治疗穴位，关于这个穴位，还有这样一句俗语，那就是："听到飞扬穴后，腰疼的人都低眉折腰地进来，揉完飞扬穴后，就扬眉吐气地出去。"关于这个穴位的作用，《千金方》云："飞扬、太乙、滑肉门，主癫狂吐舌。"《铜人》云："主目眩，逆气鼽衄。"《金鉴》云："主步履艰难。"

命名：飞，指穴内物质为天部之气；扬，指穴内物质扬而上行。"飞扬穴"也名"厥阳""厥阴""厥扬"。"厥阳"的意思是指膀胱经气血在此处上扬；"厥阴"的意思是指本穴上扬的气血物质为膀胱经的寒湿水气，而不是真正的阳热之气。

功效：清热安神，舒筋活络。

主治

（1）按摩此穴位，具有清热安神、舒筋活络的作用。

（2）长期按压这个穴位，能够治疗头痛、目眩、腰腿疼痛、痔疾等疾患。

（3）这个穴位，对于风湿性关节炎、癫痫，也具有很好的治疗作用。

（4）体内上火、流鼻水、鼻塞时，以同样的方式，轻微用力敲打这个穴位，也能够使疾患症状得到缓解。

配伍治病

（1）治气血不足：飞扬穴配气海穴、关元穴。

（2）治头痛、目眩：飞扬穴配中渚穴。

（3）治癫痫：飞扬穴配百会穴、后溪穴。

（4）治腿痛：飞扬穴配委中穴。

父母取穴按摩法

（1）患儿俯卧，膝盖稍微向内倾斜，父母合并食指中指，其他手指弯曲。

（2）用食指和中指的指腹顺着跟腱外侧的骨头向上摸，在小腿肌肉的边缘即是穴位，用同样的方法找到另一侧的穴位。

（3）父母分别用食指和中指的指腹按揉左右两侧穴位，每次按揉 1 ~ 3 分钟。

取穴 按摩

精确取穴

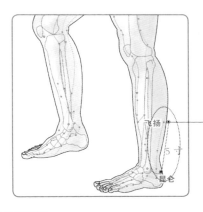

小腿后面，外踝后，昆仑穴直上 7 寸

取穴技巧

正坐垂足，稍稍将膝盖向内倾斜，一手食中两指并拢，其他手指弯曲，以食中两指指腹顺着跟腱外侧的骨头向上摸，小腿肌肉的边缘即是该穴

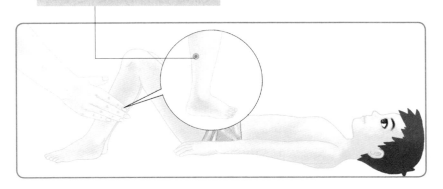

父母按摩

父母以食中两指指腹揉按穴位，每次左右各揉按 1 ~ 3 分钟。

程度	二指压法	时间 / 分钟
适度		1 ~ 3

17 昆仑穴 常按昆仑，清晨睡安稳

主 治 **项强** **后头痛** **腰骶疼痛** **足踝肿痛**

中国古代医书《医宗金鉴》中写道："足腿红肿（昆仑）主，兼治齿痛亦能安。"在《肘后歌》中也记载道："脚膝经年痛不休，内外踝边用意求，穴号（昆仑）并吕细。"由此可见，这个穴位对于腿足红肿、脚腕疼痛、脚踝疼痛，都能够疏通经络、消肿止痛，具有良好的治疗效果。

命名：昆仑，广漠无垠的意思，指膀胱经的水湿之气在这里吸热上行。本穴物质是膀胱经经水的汽化之气，性寒湿，由于足少阳、足阳明二经的外散之热的作用，寒湿水气吸热后也上行并充斥于天之天部，穴中各个层次都有气血物质存在，就像广漠无垠的状态一样，所以名"昆仑"，也称"上昆仑穴"。

功效：消肿止痛，散热化气。

主治

（1）按摩这个穴位，具有消肿止痛、散热化气、舒筋化湿、强肾健腰的作用。

（2）这个穴位对于腿足红肿、脚腕疼痛、脚踝疼痛、踝关节及周围软组织疾病等具有疗效。

（3）按摩这个穴位还能够缓解头痛、项强、目眩、肩痛、腰背痛、坐骨神经痛、关节炎等症状。

（4）此穴位对难产胞衣（胎盘）不下、脚气、小儿搐搦等病症也有很好的疗效。

配伍治病

（1）治小儿抽搐：昆仑穴配人中穴、合谷穴、少商穴、印堂穴。

（2）治目眩：昆仑穴配风池穴。

（3）治脚踝扭伤：昆仑穴配合谷穴。

父母取穴按摩法

（1）患儿仰卧，双腿趋向自己的身体。

（2）父母用手，四指在下、掌心朝上扶住脚跟底部。

（3）大拇指弯曲，用指节从上往下轻轻刮按，会有非常疼痛的感觉。

（4）开始的时候不要用大力，每次左右两侧穴位各刮按 1 ~ 3 分钟。

取穴 按摩

精确取穴

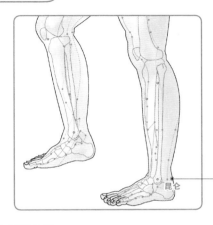

足部外踝后方，当外踝尖与跟腱之间的凹陷处即是

昆仑

取穴技巧

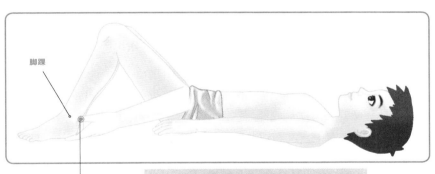

脚踝

正坐垂足，将要按摩的脚稍向斜后方移至身体侧边，脚跟抬起。用同侧手，四指在下，掌心朝上扶住脚跟底部。大拇指弯曲，指腹置于外脚踝后的凹陷处，则大拇指所在位置即是

父母按摩

父母大拇指弯曲，用指节由上向下轻轻刮按，每次左右各（或双侧同时）刮按 1 ~ 3 分钟。

程度	拇指压法	时间 / 分钟
轻		1 ~ 3

主 治　头痛　眩晕　癫狂痫　腰腿酸痛

中国古代的《医宗金鉴》中，有一首关于申脉穴的歌诀："腰背脊强足踝风，恶风自汗或头痛，手足麻挛臂间冷，雷头赤目眉棱痛，吹乳耳聋鼻出血，癫口肢节苦烦疼，遍身肿满汗淋漓，申脉先针有奇功。"这首歌诀，说的就是申脉穴的作用和功效。在人体的穴位中，这是一个非常有用的穴位，它对于足踝红肿、手足麻木、乳房红肿、头汗淋漓等症，都具有良好的疗效。

命名：申，指这个穴位在八卦中属金，因为穴内物质为肺金特性的凉湿之气；脉，脉气的意思。本穴物质是来自膀胱经金门穴以下各穴上行的天部之气，其性偏热（相对于膀胱经而言），与肺经气血同性，所以名"申脉"，也称"鬼路"、"阳跷"。

功效：活血通络、补阳益气。

主治

（1）按摩这个穴位，具有活血通络、宁神止痛的作用。

（2）长期按压这个穴位，能够增强人体耐受性，治疗怯寒症。

（3）长期按摩这个穴位，对头痛、眩晕、癫痫、腰腿酸痛、目赤肿痛、失眠等症状，都具有良好的治疗、调理与保健作用。

（4）在中医临床中，常利用此穴位治疗踝关节扭伤、内耳眩晕、精神分裂症等疾病。

配伍治病

（1）治眩晕：申脉穴配肾俞穴、肝俞穴、百会穴。

（2）治癫狂痫：申脉穴配后溪穴、前谷穴。

（3）治头痛目眩：申脉穴配百会穴、足三里穴。

父母取穴按摩法

（1）患儿仰卧，将一条腿趋向自己的身体。

（2）父母用同侧的手，四指在下，掌心朝上，扶住脚跟底部。

（3）大拇指弯曲，指腹放在外脚踝直下方的凹陷中，垂直按压有酸痛感。

（4）用拇指的指腹按揉穴位，左右两穴，每次各按揉 1 ～ 3 分钟。

取穴　按摩

精确取穴

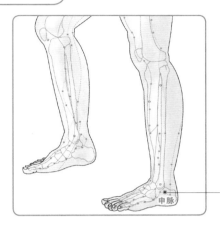

申脉

人体的足外侧部位，脚外踝中央下端1厘米凹陷处即是

取穴技巧

正坐垂足，将要按摩的脚稍向斜后方移至身体侧边，脚跟抬起。用同侧手，四指在下，掌心朝上扶住脚跟底部。大拇指弯曲，指腹置于外脚踝直下方凹陷中，则大拇指所在的位置即是

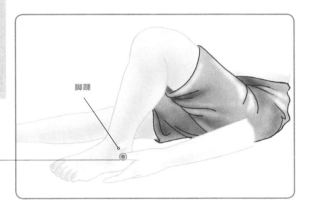

脚踝

父母按摩

父母以拇指指腹揉按穴位，每次左右各揉按 1~3 分钟。

程度	拇指压法	时间 / 分钟
适度		1~3

第八章 足少阴肾经穴

足少阴肾经是人体的先天之本，是与人体脏器官有最多联系的一条经脉。它起于足底，止于胸前的俞府穴，主要沿行于下肢的内侧和躯干的前面，沿前正中线的两侧。在《灵枢经脉》有关此经的病候记载："咳唾则有血，喝喝。面，坐而欲起目。"本经主要治疗妇科、前阴、肾、肺、咽喉病症，如月经不调、阴挺、遗精、小便不利、水肿、便秘、泄泻以及经脉沿行部位的病变。

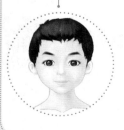

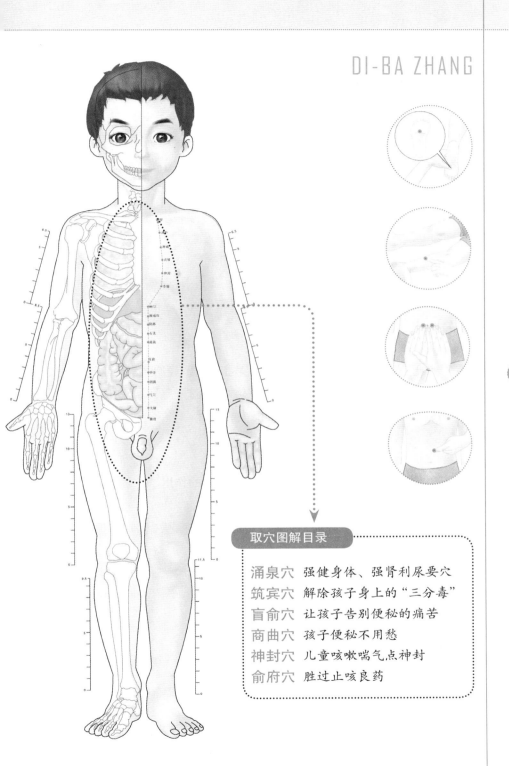

取穴图解目录

01 涌泉穴 强身健体、强肾利尿要穴

主 治　目眩　中暑　小便不利

涌泉穴是肾经的首要穴位，据《黄帝内经》记载："肾出于涌泉，涌泉者足心也。"中国民间自古就有"寒从足入""温从足入"的说法。《内经图说》中把按摩称为做"足功"，可以起到强身健体、延年益寿的作用。《韩氏医通》上记载道："多病善养者，每夜令人擦足心（涌泉），至发热，甚有益。"《寿视养老新书》中指出："旦夕之间擦涌泉，使脚力强健，无痿弱酸痛之疾矣。"经常按摩还能增强人体的免疫功能，能够提高抵抗传染病的能力。

命名：涌，溢出的意思；泉，泉水。"涌泉"是指体内肾经的经水从此处穴位溢出体表。所以称"涌泉"。涌泉穴是肾经的首要穴位，经常按摩可以帮助孩子长高，还能增强人体的免疫功能，提高抵抗传染病的能力的作用。

功效：散热生气。

主治

（1）经常按摩，具有散热生气、强身健体、延年益寿的作用。

（2）长期按摩这个穴位，能够益肾、清热、开郁。

（3）按摩这个穴位治疗咽喉肿痛、头痛、目眩、失音、失眠、小便不利、休克、中暑、癫痫、等疾病，具有特效。

（4）经常按摩此穴位，还能缓解并治疗神经衰弱、糖尿病、肾脏等疾病。

配伍治病

（1）治头项痛：涌泉穴配太冲穴、百会穴。

（2）治热病挟脐急痛：涌泉穴配阴陵泉穴。

（3）治喉痹：涌泉穴配然谷穴。

父母取穴按摩法

（1）患儿俯卧，脚掌尽量朝上外。

（2）父母用另一侧的手轻握住脚，四指放在脚背，大拇指弯曲并放在穴位处。

（3）用大拇指的指腹从下往上推按穴位，有痛感。

（4）左右脚心每日早晚各推按 1~3 分钟。

取穴 按摩

精确取穴

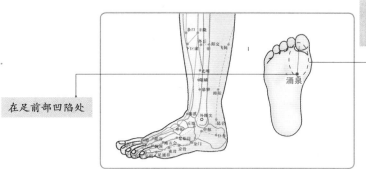

第二、第三趾趾缝纹头端与足跟连线的前 1/3 处

在足前部凹陷处

涌泉

取穴技巧

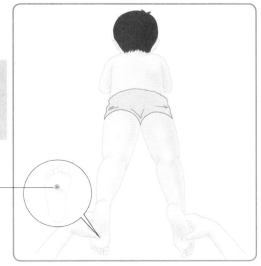

正坐，翘一足于另一膝上，足掌朝上，用另一手轻握，四指置于足背，弯曲大拇指按压处即是

父母按摩

父母以大拇指指腹由下往上推按每日早晚，左右足心各推按 1~3 分钟。

程度	拇指压法	时间 / 分钟
重		1~3

02 筑宾穴 解除孩子身上的"三分毒"

| 主治 | 药物中毒 | 吗啡中毒 | 呕吐涎沫 |

《素问·刺腰痛论》中写道："刺飞阳之脉，在内踝上五寸，少阴之前，与阴维之会。"这个穴位指的是人体的筑宾穴。筑宾穴是人体解毒大穴，具有保护肝、肾的重要作用。对于那些经常给孩子吃西药的父母来说，多揉一揉筑宾穴，可以帮助化解孩子体内的化学毒素。另外，按揉筑宾穴对尿酸过高的人也有帮助。尿酸过高会导致痛风、结石等疾病，而多按揉这个穴位则对这些疾病都具有缓解和调理的作用。

命名：筑，与"祝"相通，庆祝；宾，指的是宾客。此穴物质是从三阴交穴传来的凉湿水气，性同肺金之气，由此穴传入肾经后，为肾经所喜庆，本穴受此气血如待宾客，所以名"筑宾"。此穴也是阴维脉郄穴，因为本穴气血细少，就像从孔隙中传来的一样。

功效：清热，解毒，降温。

主治

（1）按摩此穴位有散热降温的作用。

（2）经常按摩这个穴位能够有除排毒，如药物中毒、吗啡中毒及其他毒素等。

（3）长期按压此穴位对癫痫、精神分裂症、肾炎、舌肥大、、呕吐涎沫、疝痛、小心脐疝、小腿内侧痛等，具有明显疗效。

配伍治病

（1）治水肿：筑宾穴配肾俞穴和关元穴。

（2）治小儿疝气：筑宾穴配大敦穴和归来穴。

（3）治呕吐涎沫：筑宾穴配承山穴、合阳穴、阳陵泉穴。

父母取穴按摩法

（1）患儿仰卧。

（2）父母用一只的手轻握脚，四指放在脚背，用大拇指的指腹从下往上推揉穴位，有酸痛感。

（3）左右穴位，每天早晚各推揉 1~3 分钟。

取穴 按摩

精确取穴

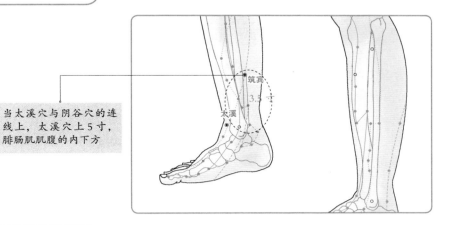

当太溪穴与阴谷穴的连线上，太溪穴上5寸，腓肠肌肌腹的内下方

取穴技巧

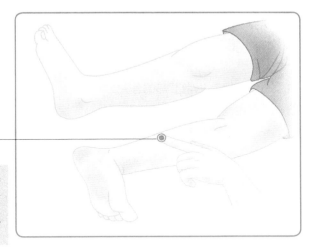

正坐、垂足，将一足抬起，翘放另一足膝盖上。再以另手轻握，四指放脚背，大拇指指腹所压之处即是

父母按摩

父母用中指指腹由下往上推按该穴，每日早晚，左右各推按1~3分钟。

程度	中指折压法	时间 / 分钟
重		1~3

03 肓俞穴 让孩子告别便秘的痛苦

主 治　肠炎　胃痉挛　习惯性便秘

中医古籍《铜人》中记载，肓俞穴治疗"大腹寒疝、大便干燥，腹中切痛"等病症。当孩子的腹部受凉之后，腹痛如刀绞，而此时也拉不出大便来，哪怕用尽了吃奶的力气，将大便勉强挤出来，也是像羊屎一样的干硬颗粒。如果你的孩子遇到了这种情况，那么，只需要深深地吸气，同时按摩肓俞穴位，就能够使情况得到改善。

命名：肓，心下的膈膜，指穴位内膏脂之类的物质；俞，输的意思。本穴位内物质是来自胞宫中的膏脂之物，膏脂之物由本穴地部孔隙外输体表，因此名"肓俞"，也称"盲俞穴""子户"。"盲俞"的意思是穴内外输气血物质为膏脂，混浊不清，有别于肾经经水应有的清。

功效：积脂散热，清泻肠热。

主治

（1）这个穴位有积脂散热的作用。

（2）经常按摩这个穴位，对黄疸、习惯性便秘、肠炎、胃部厥冷、腹痛绕脐、腹胀、痢疾、泄泻、疝气、腰脊疼痛，都具有良好的疗效。

（3）长期按压此穴，能够使眼球充血、角膜炎、呕吐等症状，得到调理与改善。

配伍治病

（1）治便秘、泄泻、痢疾：肓俞穴配天枢穴、足三里穴和大肠俞穴。

（2）治腹痛、疝痛：肓俞穴配中脘穴、足三里穴、内庭穴和天枢穴。

（3）治小儿疝气：肓俞穴配神阙穴、百会穴、四神聪穴。

父母取穴按摩法

（1）患儿仰卧，父母举起两手，掌心向下，用中指的指尖垂直下按患儿肚脐旁的穴位。

（2）患儿深深地吸气，让腹部下陷，父母用中指的指尖稍稍用力揉按穴位，有热痛感。

（3）左右两穴位，每天早晚各揉按一次，每次1~3分钟。

取穴 按摩

精确取穴

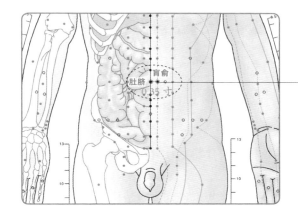

肓俞

肚脐

0.35 寸

该穴位于人体的腹中部，当脐中旁开 0.5 寸

取穴技巧

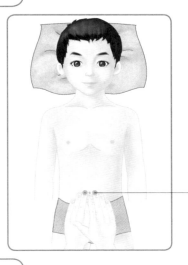

正坐或仰卧，举两手掌心向下，以中指指尖垂直下按脐旁穴位即是

父母按摩

患儿深吸气，让腹部下陷，父母用中指指尖稍出力揉按，有热痛的感觉。每天早晚，左右各（或双侧同时）揉 1~3 分钟。

程度	中指折压法	时间 / 分钟
重		1~3

04 商曲穴 孩子便秘不用愁

主 治　腹痛　泄泻　便秘　腹中积聚

便秘主要是因为现代人饮食结构改变，摄入体内的植物性纤维和粗纤维越来越少，再加上又缺乏必要的运动，患便秘的人越来越多，并逐年呈现年龄降低的趋势，并成为诱发心肌梗死、脑出血的重要因素。遇到这种情况，父母可以试着给孩子按揉商曲穴，就能够使患儿身体的不适症状得到缓解。此穴位名出自《针灸甲乙经》，别名高曲，属足少阴肾经，冲脉、足少阴之会。

命名：商，漏刻的意思；曲，隐秘的意思。本穴物质是从肓俞以下各穴上行的水湿之气，至本穴后散热冷缩，少部分水气吸热后持续上行，就像从漏刻中传出而不易被人觉察一样，所以名"商曲"，也称"高曲穴"、"商谷穴"。"高曲"的意思是指肾经冲脉的水汽在这里吸热后缓慢上行。"商谷"的意思是指本穴位范围内的寒湿水汽吸热后都由本穴上行。

功效：运化水湿、清热降温。

主治

（1）这个穴位具有清热降温的功效。

（2）按摩这个穴位，对腹痛、泄泻、便秘、肠炎、腹中积聚等不适症状，具有显著的疗效 。

配伍治病

（1）治腹痛、腹胀：商曲穴配中脘穴和大横穴。

（2）治泄泻、痢疾：商曲穴配大肠俞穴和天枢穴。

父母取穴按摩法

（1）患儿正坐或者仰卧，父母举起手，掌心向下，用食指的指尖垂直下按肚脐旁边的穴位。

（2）患儿深深地吸气，让腹部下陷，用食指的指尖稍微用力揉按穴位，有热痛感。

（3）每天早晚左右两侧穴位各按揉一次，每次按揉1～3分钟，也可以两侧穴位同时按揉。

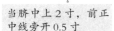

取穴　按摩

精确取穴

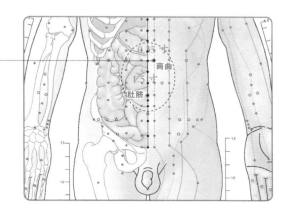

商曲
0.5寸
1.5寸
肚脐

当脐中上 2 寸，前正中线旁开 0.5 寸

取穴技巧

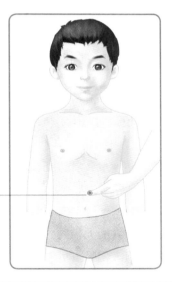

将食指、中指和无名指并拢，掌心朝内，置于腹部，无名指位于肚脐眼处，食指所在的位置即是

父母按摩

父母将双手食指分别扣压在各自中指上，轻按于商曲穴上，顺时针轻轻揉按，每天早晚各一次，每次 1~3 分钟。

程度	中指折压法	时间 / 分钟
轻		1~3

神封穴 儿童咳嗽气喘点神封

> 主治　咳嗽　气喘　呕吐　胸胁支满

学龄后的孩子大部分时间都在学校里，人员众多，空气中有很多的灰尘、细菌、病毒。而孩子们在咳嗽的时候，非常容易将空气中的尘埃、细菌、病毒吸入肺部，从而引发肺部炎症，或者导致其他疾患。咳嗽的时候，可以按压神封穴，这个穴位具有很好的止咳效果。除了止咳，神封穴也具有缓解和治疗气喘的作用。神封穴这个名称出自《甲乙经》。

命名：神，与鬼相对，指穴内物质为天部之气；封，封堵的意思。"神封"的意思是指肾经吸热上行的经气在这里散热冷缩。本穴物质为步廊穴传来的水湿风气，到达本穴后，水湿风气势弱缓行，并散热冷缩，大部分冷缩之气不能沿经上行，就像被封堵了一样，所以名"神封"。

功效：降浊升清，止咳平喘。

主治

（1）这个穴位具有降浊升清的作用。

（2）长期这个穴位，对咳嗽、气喘、胸胁支满、呕吐、不嗜饮食等疾患，具有良好的治疗效果。

（3）配肝俞穴、阳陵泉，有疏肝利胆、镇静止痛的作用，能够治疗胸胁疼痛。

配伍治病

（1）治咳嗽：神封穴配肺俞穴、太渊穴。

（2）治气喘：神封穴配大椎穴。

（3）治呕吐：神封穴配足三里穴、内关穴。

（4）治胸胁胀痛：神封配阳陵泉和支沟。

父母取穴按摩法

（1）父母将两只手的四指并拢，手掌心朝内，分别放在患儿胸部边沿的位置，此时，父母中指所在的部位就是神封穴。

（2）父母两只手的四指并拢，轻轻按揉两侧胸部边沿的神封穴，一按一放，持续1～3分钟。

取穴 按摩

精确取穴

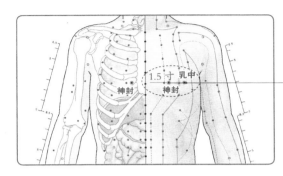

1.5 寸 乳中

神封 神封

在胸部，第四
肋间隙，前正
中线旁开2寸。

取穴技巧

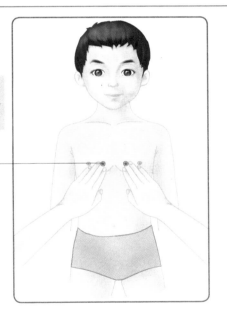

将四指并拢，掌心
朝内，放置于胸部边沿位
置，中指所在的位置即是

父母按摩

父母双手的四指并拢，轻按胸
部边沿的神封穴，一按一放，
持续 1~3 分钟。

程度	四指压法	时间 / 分钟
轻		1~3

06 俞府穴 胜过止咳良药

| 主 治 | 久喘 | 肺充血 | 支气管炎 |

俞府穴，经穴名。出自《甲乙经》。中国古代医典中，对俞府穴具有不少描述，例如《甲乙经》中说："咳逆上气，喘不得息，呕吐，胸满不得饮食。"《循经》中说："久嗽吐痰，亦治骨蒸，及妇人血热妄行。"很多父母可能都认为孩子咳嗽是小问题，不足为虑，吃点药片就行了，所以对此并不在意。其实，恰恰正是像咳嗽这种不起眼的小疾，更有可能诱发隐藏在人体中的大病。咳嗽的时候，可以按压俞府穴，这个穴位具有很好的止咳效果。

命名：俞，通"输"；府，体内的脏。"俞府"的意思是指肾经气血由此处穴位回归体内。这个穴位是肾经体内经脉和体表经脉在人体上部的交会点，或者是中穴传来的湿热水汽在本穴散热冷凝、归降地部后，由本穴的地部孔隙注入肾经的体内经脉，气血的流注方向是体内脏，所以名"俞府"，也称"腧中穴"。

功效：降温吸湿，回收体表液体。

主治

（1）长期按压这个穴位，对于肺充血、支气管炎、肋间神经痛、胸膜炎、咳嗽、胸中痛、久等病症，具有很好的调理和保健作用。

（2）长期按压这个穴位，可有效改善神经性呕吐、不嗜食、食欲不振、呼吸困难等症状。

配伍治病

（1）治咳嗽、咽痛：俞府穴配天突穴、肺俞穴和鱼际穴。

（2）治小儿支气管炎：俞府穴配膻中穴、天突穴。

（3）治胃气上逆之呕吐：俞府穴配足三里穴和合谷穴。

父母取穴按摩法

（1）患儿正坐或仰卧。

（2）父母举起双手，用大拇指的指尖垂直揉按胸前两侧、锁骨下穴位，有酸痛的感觉。

（3）每天早晚左右穴位各揉按 3~5 分钟，或者两侧穴位同时揉按。

取穴　按摩

精确取穴

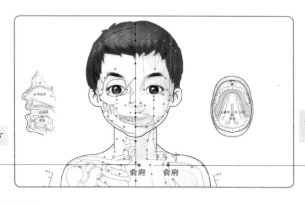

锁骨正下方

人体正面中线
左右三指宽

俞府　俞府

2.5 寸

取穴技巧

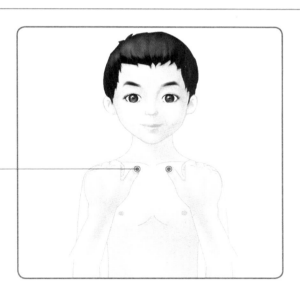

正坐或仰卧，举双
手，用大拇指指尖垂
直揉按胸前两侧、锁
骨下穴位即是

父母按摩

父母举双手，用大拇指指尖垂直
揉按胸前两侧、锁骨下穴位。每
天早晚左右各（或双侧同时）揉按
3~5 分钟。

程度	拇指压法	时间 / 分钟
重		3~5

第九章 手少阴心经穴

手厥阴心包经是心脏的保护神，能够代心受过，替心承受侵袭，它起始于胸腔，浅出属于心包，通过膈肌，经历胸部、上腹和下腹，散络上、中、下三焦。在《灵枢经脉》有关此经的病候记载：「手心热，臂、肘挛急，腋肿；甚则胸胁支满，心中澹澹大动，面赤，目黄，嬉笑不休。」此经穴可主治胸部、心血管系统、精神神经系统和本经经脉所经过部位的病症。例如：心痛、心悸、心胸烦闷、癫狂、呕吐、热病、疮病及肘臂挛痛等。

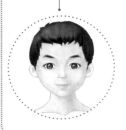

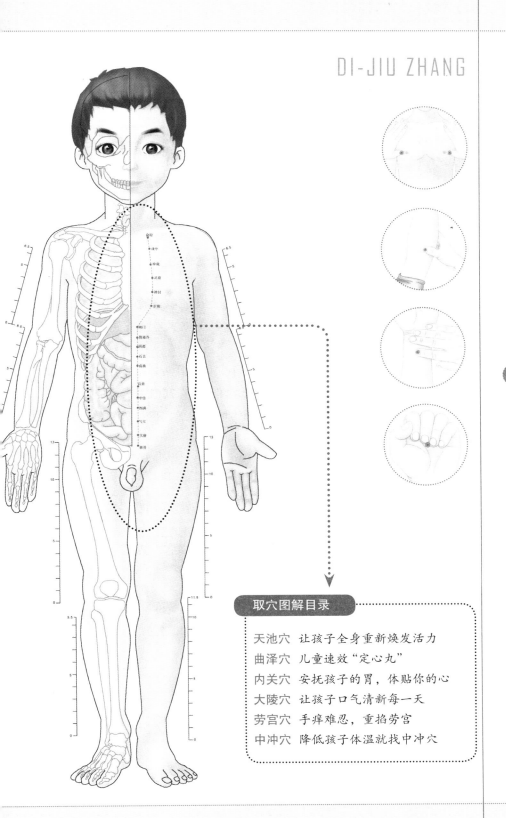

本章看点

01 天池穴 让孩子全身重新焕发活力

(主 治) (头痛) (腋下肿) (四肢不举)

当心脏的泵血能力下降时，流向肌肉的血液就不足以满足需要，患者时常会感到疲乏倦怠。这些症状往往难以捉摸，很难引起患儿父母的重视。父母容易误把这种症状归咎为孩子睡眠不足，并让孩子多睡觉休息。父母不妨试着给孩子按压天池穴看看效果，或许能够使情况得到好转。天池穴是心包经上的重要穴位之一，据中国古典医籍《铜人》中记载，此处穴位能够治疗"胸膈烦满、头痛、四肢不举、腋下肿、上气、胸中有声、喉中鸣"等疾病。

命名：天，天部的意思；池，储液之池。这个穴位在乳头外侧，乳头为人体体表的高地势处，因此，这个穴位也位于高地势处，即天部。穴内物质又是心包经募穴膻中穴传来的高温水气，到达本穴后散热冷降为地部经水。本穴气血既处高位又为经水，所以名"天池"，也称"天会穴"。

功效：散热降浊，止咳平喘。

主治

（1）长期按压这个穴位对心脏外膜炎、腋腺炎、肋间神经痛、目视不明、咳嗽、热病汗不出等病症，有很好的调理和保健作用。

（2）按摩该穴位，还能有效缓解胸闷、心烦、气喘、胸痛、腋下肿痛、疟疾等症状。

配伍治病

（1）治咳嗽：天池穴配列缺穴和丰隆穴。

（2）治疟疾：天池穴配大椎穴。

（3）治胁肋痛：天池穴配支沟穴。

父母取穴按摩法

（1）患儿正坐或仰卧。

（2）父母举起双手，掌心朝向孩子的胸前，四指相对，用大拇指的指腹向下垂直按压患儿乳头外一寸的穴位处，有酸痛感。

（3）每天早晚左右两穴位各按压一次，每次1~3分钟，或者两侧穴位同时按压。

取穴　按摩

精确取穴

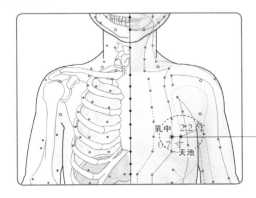

在胸部，第四肋间隙，乳头外1寸，前正中间线旁开5寸

乳中 22
0.7 寸
天池

取穴技巧

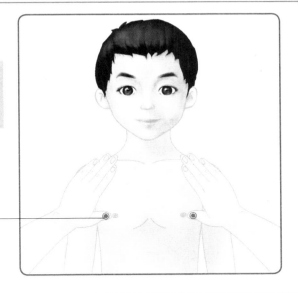

正坐，举双手，掌心朝向自己胸前，四指相对，用大拇指指腹向下垂直按压穴位即是

父母按摩

父母用大拇指指腹向下垂直按压患儿乳头外一寸穴位处，有酸痛的感觉。每天早晚左右各（或双侧同时）按压一次，每次1~3分钟。

程度	拇指压法	时间／分钟
重		1~3

02 曲泽穴 儿童速效"定心丸"

主治　心痛　善惊　心悸　心神昏乱

　　据《针灸甲乙经》："心痛卒咳逆，曲泽主之，出血则已。"《千金方》中说："曲泽、大陵，主心下，喜惊。"《铜人》中云："治心痛，善惊身热，烦渴口干，逆气呕血，风胗，臂肘手腕善动摇。"这些说的都是曲泽穴的作用。这个穴位具有护肝的功效，对于痉挛性肌肉收缩、手足抽搐、心胸烦热、头晕脑涨等病状非常有效。

　　命名：曲，隐秘的意思；泽，沼泽的意思；这个穴位是心包经的穴位，虽然心包经上、下二部经脉的经气在这里汇合并散热冷降，表现出水的润下特征，但是从天泉穴下传本穴位的经水仍然大量气化水湿，这个穴位就像热带沼泽一样生发气血，所以名"曲泽"。

　　功效：散热降浊，舒筋活血，疏经通络。

　　主治

　　（1）按摩此穴位对心痛、善惊、身热、烦渴口干、风疹、肘臂手腕处不自主的抖动，都具有一定疗效。

　　（2）按摩此穴位可以清烦热，对心悸、心肌炎、中暑等症状均有疗效。

　　（3）长期按摩，能够治疗呕吐、泄泻（急性肠胃炎）等疾病，并具有很好的调理和保健作用。

　　配伍治病

　　（1）治风疹：曲泽穴配合谷穴、少商穴、曲池穴。

　　（2）治高热中暑：曲泽穴配委中穴、曲池穴。

　　（3）治呕吐：曲泽穴配内关穴、足三里穴。

　　父母取穴按摩法

　　（1）患儿正坐伸肘，掌心向上，微曲约45°。

　　（2）父母用一手轻轻握住肘尖，四指在外，大拇指弯曲，用指尖垂直按压穴位，有酸、胀、痛感。

　　（3）每天早晚左右穴位各按压一次，每次按压1~3分钟。

取穴 按摩

精确取穴

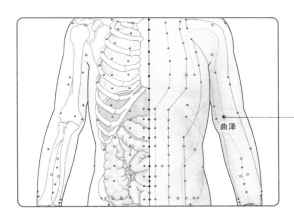

曲泽

曲泽穴位于人体的肘横纹中，当肱二头肌腱的尺侧缘

取穴技巧

正坐伸肘、掌心向上，微曲约45°，以另手轻握肘尖，四指在外，弯曲大拇指，用指尖垂直按压穴位即是

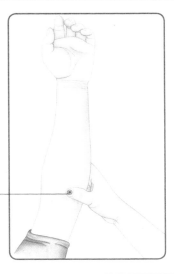

父母按摩

父母用大拇指指尖垂直按压穴位，有酸、胀、痛的感觉。每天早晚，左右各按压一次，每次 1~3 分钟。

程度	拇指压法	时间 / 分钟
重		1~3

03 内关穴 安抚孩子的胃，体贴你的心

主治 **心脏衰弱** **胃消化不良** **隔肌痉挛**

《针灸甲乙经》中说："心而善惊恐，心悲，内关主之……实则心暴痛，虚则心烦，心惕惕不能动，失智，内关主之。"这个穴位，对于由于饮食不洁、呕吐不止或者想吐又吐不出来等各种原因导致的身体不适，具有良好的疗效。所以，在中医古籍中，还有"吐，可不吐；不吐，可吐"的记载。

命名：内，内部；关，关卡；本穴物质是间使穴传来的地部经水，流至本穴后，由本穴的地部孔隙从地之表部注入心包经的体内经脉，心包经体内经脉经水的气化之气无法从本穴的地部孔隙外出体表，如同被关卡阻挡住了一样，所以名"内关"，也称阴维穴。

功效：疏导水湿，宁心安神，理气镇痛。

主治

（1）这个穴位对于因呕吐、晕车、手臂疼痛、头痛、眼睛充血、恶心想吐、胸肋痛、上腹痛、腹泻、痛经等症状，具有明显的缓解作用。

（2）长期按压这个穴位，对精神异常、风湿疼痛、哮喘、偏瘫、偏头痛、忧郁症，具有明显的改善和调理作用。

（3）长期按压这个穴位，还能够治小儿胃消化不良、失眠、心悸等。

配伍治病

（1）治小儿胃消化不良：内关穴配胃俞穴、中脘穴。

（2）治肚痛：内关穴配公孙穴。

（3）治呕吐、呃逆：内关穴配中脘穴、足三里穴。

（4）治落枕：内关穴配外关穴。

父母取穴按摩法

（1）患儿正坐、手平伸、掌心向上，患儿轻轻握拳，手腕后隐约可见两条筋。

（2）父母用另外一只手轻轻握住手腕后，大拇指弯曲，用指尖或指甲尖垂直掐按患儿穴位，有酸、胀和微痛感。

（3）先左后右，每天早晚两则穴位各掐按1~3分钟。

取穴 按摩

精确取穴

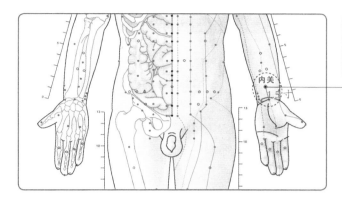

位于前臂正中，腕横纹上 2 寸，在桡则屈腕肌腱同掌长肌腱之间

内关

1.5寸

取穴技巧

将右手三个手指头并拢，无名指放在左手腕横纹上，这时右手食指和左手手腕交叉点的中点，就是内关穴

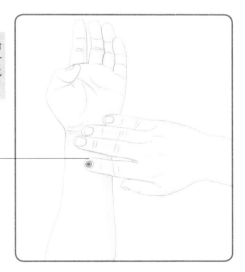

父母按摩

父母用拇指指尖或指甲尖垂直掐按穴位，有特别酸、胀、微痛的感觉。每天早晚，左右各掐按 1~3 分钟，先左后右。

程度	拇指压法	时间 / 分钟
重		1~3

04 大陵穴 让孩子口气清新每一天

主 治 | **口臭** | **心悸** | **精神病** | **心胸痛**

　　《甲乙经》中记载："热病烦心而汗不止，肘挛腋肿，嘻笑不止，心中痛，目赤黄，小便如血，欲呕，胸中热，苦不乐，太息，喉痹嗌干，喘逆，身热如火，头痛如破，短气胸痛，大陵主之。"《铜人》中也说："治热病汗不出，臂挛腋肿，嘻笑不休，心悬善饥，喜悲泣惊恐。"《玉龙歌》中还有"心胸有病大陵泻，气攻胸腹一般针"这样的句子。从古典医书对大陵穴的这些详细记述，我们可以知道这个穴位具有重要作用。

　　命名： 大，与小相对；陵，丘陵、土堆的意思。本穴物质为内关穴下传的经水与脾土的混合物，到达本穴后，脾土物质堆积如山，如同丘陵一样，所以名"大陵"，也名"心主穴""鬼心穴"。"心主"的意思是穴内气血以气为主。"鬼心"的意思是指脾土中的水湿在这个穴位气化为天部之气。

　　功效： 理气止痛，清心，宁神。

　　主治

　　（1）本穴具有清心降火、清除口臭的特效。

　　（2）经常按摩此穴，能治失眠、心胸痛、心悸、精神病等。

　　（3）长期按压这个穴位，对呕吐、胃炎、扁桃腺炎、头痛、肋间神经痛、腕关节及周围软组织疾患等，具有很好的调理和保健作用。

　　配伍治病

　　（1）治口气：大陵穴配人中穴。

　　（2）治扁桃腺炎：大陵穴配迎香穴、攒竹穴。

　　（3）治腹痛、便秘：大陵穴配外关穴和支沟穴。

　　父母取穴按摩法

　　（1）患儿正坐，手平伸，手掌心向上。

　　（2）患儿轻轻握拳，父母用一只手握住手腕处，四指在外，大拇指弯曲，用指尖或者指甲尖垂直掐按穴位，有刺痛感。

　　（3）先左后右，每天早晚两侧穴位各掐按一次，每次掐按 1~3 分钟。

取穴　按摩

精确取穴

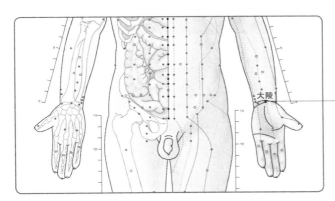

大陵穴位于人体的腕掌横纹的中点处，当掌长肌腱与桡侧腕屈肌腱之间

大陵

取穴技巧

正坐、手平伸、掌心向上，轻握拳，用另手握手腕处，四指在外，弯曲大拇指，以指尖（或指甲尖）垂直掐按穴位即是

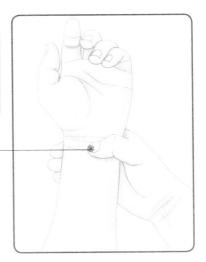

父母按摩

父母用拇指指尖（或指甲尖）垂直掐按穴位，有刺痛的感觉。每天早晚，左右各掐按一次，每次 1~3 分钟，先左后右。

程度	拇指压法	时间／分钟
重		1~3

05 劳宫穴 手痒难忍，重掐劳宫

主治 **昏迷** **中暑** **手掌痒** **心绞痛**

《甲乙经》中记载："风热善怒，心中喜悲，思慕嘘唏，善笑不休，劳宫主之……衄不止，呕吐血，气逆，噫不止，嗌中痛，食不下，善渴，舌中烂，掌中热，欲呕，劳宫主之……口中肿腥臭，劳宫主之。"《医宗金鉴》中云："主治痰火胸痛，小儿疮及鹅掌风等症。"这些说的都是劳宫穴的作用。患上鹅掌风的人，手掌和手背都奇痒无比，而且越抓越痒，让人非常难受，此时，只要稍微用力按压劳宫穴，就能够快速止痒。

命名： 劳，劳作的意思；宫，宫殿的意思；本穴物质为中冲穴传来的高温干燥之气，行至本穴后，高温之气传热于脾土，使脾土中的水湿随之气化，穴内的地部脾土未受其气血之生，反而付出其湿，如人的劳作付出一样，所以名"劳宫"，也称"五里穴""鬼路穴""掌中穴"。

功效： 镇静安神，清热解毒。

主治

（1）这个穴位能够治疗各种瘙痒症状，尤其是手掌痒，比如鹅掌风。

（2）长期按压这个穴位，对于脑卒中昏迷、中暑、呕吐、口疮、口臭、癔症、精神病、手掌多汗症、手指麻木等，具有很好的调理和保健效果。

配伍治病

（1）治中暑昏迷：劳宫穴配水沟穴、十宣穴、曲泽穴和委中穴。

（2）治口疮、口臭：劳宫穴配金津穴、玉液穴和内庭穴。

（3）治手足多汗：劳宫穴配合谷穴少府穴。

父母取穴按摩法

（1）患儿正坐，手平伸，微曲约45°，手掌心向上。

（2）轻轻握掌，中指尖所指掌心部位即是该穴。

（3）父母用手轻握，四指放在手背，大拇指弯曲，用指甲尖垂直掐按穴位，有刺痛感。

（4）先左后右，每天早晚两手穴位各掐按一次，每次1~3分钟。

取穴 按摩

精确取穴

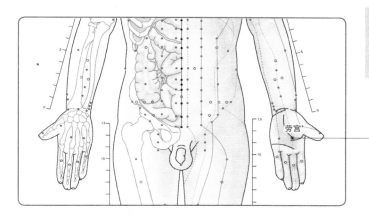

当第2、第3掌骨之间偏于第3掌骨，中指所对应的掌心的位置即是

劳宫

取穴技巧

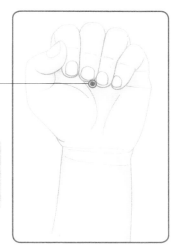

手平伸，微曲约45°，掌心向上，轻握掌，屈向掌心，中指所对应的掌心的位置即是劳宫穴

父母按摩

患儿正坐、手平伸，掌心向上。父母以手轻握，四指置手背，弯曲大拇指，用指甲尖垂直掐按。每天早晚左右各掐按一次，每次1~3分钟，先左后右。

程度	拇指压法	时间 / 分钟
重	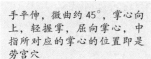	1~3

06 中冲穴 降低孩子体温就找中冲穴

| 主 治 | 热病 | 烦闷 | 汗不出 | 掌中热 |

据《甲乙经》，中冲穴"在手中指之端，去爪甲如韭叶陷者中"。《针灸大全》中说它在"手指端内廉"；《素问·缪刺论》中还有"刺中指爪甲上与肉交者"的说法。因此，有人据此断定中冲穴在中指桡侧指甲角，并认为《甲乙经》中"在手中指之端"的"端"字，指的是末端而非尖端。但不管怎样，中冲穴都是一个很有用的穴位。孩子如果换了小儿惊风，在这种情况下，父母可以给孩子经常按摩中指甲角左下方的中冲穴。

命名：中，与外相对，指穴内物质来自体内心包经；冲，冲射之状；本穴物质为体内心包经的高热之气，由体内外出体表时呈冲射之状，所以名"中冲"。因为本穴物质是来自体内心包经的高热之气，并且由本穴的地部孔隙而出，所以是心包经井穴。

功效：醒神开窍，清心泄热。

主治

（1）这个穴位对热病、烦闷、汗不出、掌中热、身如火痛、烦满舌强具有明显的疗效。

（2）长期坚持按压这个穴位，能够有效治疗舌强肿痛的病症，对身体及肝肾功能具有很好的调理作用。

配伍治病

（1）治热病：中冲穴配大椎穴。

（2）治舌强不语、舌本肿痛：中冲穴配金津穴、玉液穴、廉泉穴。

（3）治小儿惊风：中冲穴配大椎穴、合谷穴和外关穴。

父母取穴按摩法

（1）患儿正坐，手平伸，掌心向上，微曲45°。

（2）父母用手轻握患儿的手，四指轻扶着指背。

（3）大拇指弯曲，用指甲尖垂直掐按中指端的正中穴位，有刺痛的感觉。

（4）先左后右，每天早晚两边穴位各掐按一次，每次1~3分钟。

取穴　按摩

精确取穴

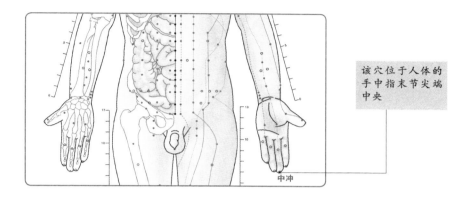

该穴位于人体的手中指末节尖端中央

中冲

取穴技巧

手平伸，掌心向上，微曲45°，用另手轻握，四指轻扶指背，弯曲大拇指，用指甲尖，垂直掐按中指端的正中穴位即是

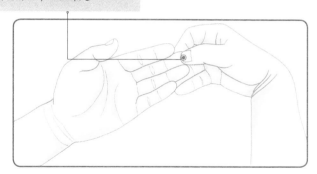

父母按摩

父母用大拇指指甲尖，垂直掐按中指端的正中穴位，有刺痛的感觉。每天早晚左右各掐按一次，每次1~3分钟，先左后右。

程度	拇指压法	时间 / 分钟
重		1~3

第十章 手少阳三焦经穴

手少阳三焦经又可称为『耳脉』，是耳朵的忠实守护者，它分布于人体体侧，就像一扇门的门轴，起始于无名指末端的关冲穴，上行小指与无名指之间，沿手背出于前臂伸侧两骨之间，向上通过肘尖，沿上臂外侧，向上通过肩部，进入缺盆穴，分布于膻中。本经穴主治『气』方面所发生病症：自汗出，眼睛外眦痛，面颊肿，耳后、肩部、上臂、肘弯、前臂外侧发生病痛，无名指不好使用。

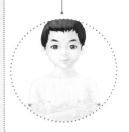

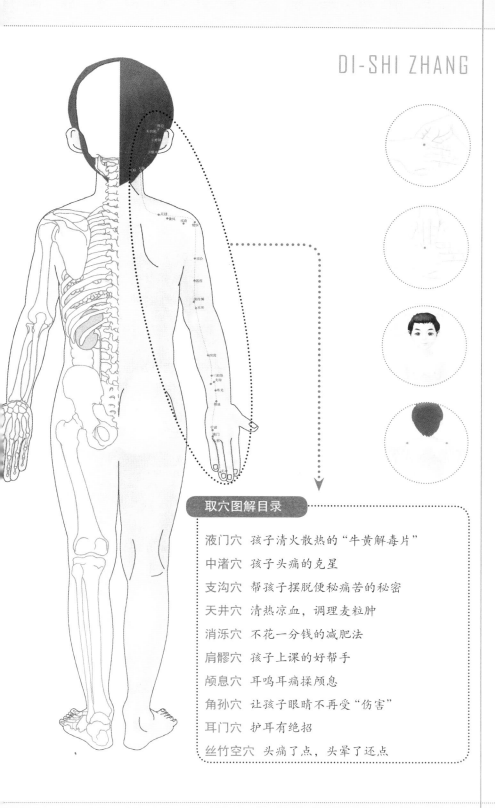

本章看点

取穴图解目录

01 液门穴 孩子清火散热的"牛黄解毒片"

主 治 | **咽喉肿痛** | **眼睛赤涩** | **龋齿**

孩子小时候，身体免疫力不是很好，对环境变化的适应力很差，对外界病毒的抵抗力弱，容易感冒发烧。母亲们一发现孩子鼻塞、流鼻涕、咳嗽、食欲不振、甚至高热40℃以上，还出现了咽喉、扁桃体红肿等症状，心里容易焦急。在这个时候，如果母亲们直接掐按孩子的液门穴，就可以使情况迅速得到好转。那么，液门穴在哪里呢？《医宗金鉴》中云："从关冲上行手小指次指歧骨间陷中，握拳取之，液门穴也。"

命名：液，液体，指经水；门，出入的门户。"液门"的意思是指人体三焦经经气在这个穴位散热冷降，化为地部经水。本穴物质为关冲穴传来的凉湿水气，凉湿水气到达此穴位后，快速散热冷却，冷却后的水湿归降地部，因此名"液门"。此穴位所生之水的量很少，所以这个穴位是三焦经荥穴。此穴位属水。

功效：降浊升清，清热解毒。

主治

（1）这个穴位具有清火散热的特殊功能，对于头痛、目眩、咽喉肿痛、眼睛赤涩、龋齿等病症，均有明显的疗效。

（2）长期按压这个穴位，可以有效治疗手指肿痛、手臂疼痛等病症。

（3）按压这个穴位，对喉痹、疟疾、感冒发热等疾患，具有迅速缓解的作用。

配伍治病

（1）治咽喉肿痛：液门穴配少商穴。

（2）治喉痛：液门穴配鱼际。

（3）治眼睛赤涩：液门穴配攒竹穴、睛明穴。

父母取穴按摩法

（1）患儿正坐，伸手曲肘，手掌心向下。

（2）父母用手轻轻扶住患儿小指侧的掌心处，大拇指弯曲，用指尖或者指甲尖垂直掐按穴位，有酸胀的感觉。

（3）先左后右，每天早晚两侧穴位各掐按一次，每次掐按1~3分钟。

取穴　按摩

精确取穴

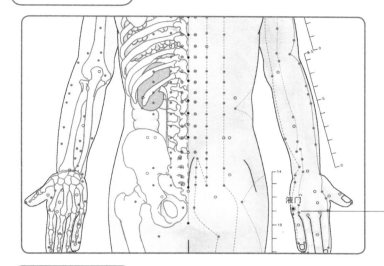

该穴位于人体的手背部，当第4、第5指间，指蹼缘后方赤白肉际处

液门

取穴技巧

正坐、伸手曲肘向自己胸前，掌心向下。轻握拳，用另一手轻扶小指侧掌心处，弯曲大拇指，用指尖或指甲尖垂直掐按穴位即是

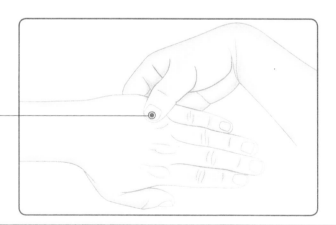

父母按摩

父母用拇指指尖或指甲尖垂直掐按穴位，有酸胀的感觉。每天早晚左右各掐按一次，每次1~3分钟，先左后右。

程度	拇指压法	时间 / 分钟
重		1~3

主 治　耳聋　头痛　头晕　假假　咽喉痛

此穴位名出自《灵枢·本输》，别名下都，是手少阳三焦经的经穴。《医宗金鉴》中说："关冲穴，在手四指外侧端，去爪甲角如韭叶许，是其穴也。从关冲上行手小指次指歧骨间陷中，握拳取之，液门穴也。从液门上行一寸陷中，中渚穴也。"这段描述，形象指明了中渚穴的位置。孩子在生活中常常遇到的头晕、目眩、焦虑、耳鸣、失眠等症状。按压中渚穴，能够对这些病症进行有效调理，保证孩子们的身心健康，提高生活品质。

命名：中，与外相对，指本穴内部；渚，水中小块陆地或水边。本穴物质为液门穴传来的水湿之气，到达本穴后，随水湿风气扬散的脾土尘埃在此冷降归地，并形成了经脉水道穴旁边的小块陆地，因此名"中渚"。此穴位也就如三焦经经脉气血的输出之地，所以是三焦经俞穴，在五行中属木。

功效：传递气血，泄热，聪耳。

主治

（1）此穴位对头痛、头晕、咽喉痛、失眠等具有疗效。

（2）此穴位还能治疗前额疼痛，有止痛的效果。

（3）长期按压这个穴位，对落枕、肩背疼痛、肋间神经痛、手指不能屈伸等症状，都具有很好的调理和保健作用。

配伍治病

（1）治咽肿：中渚穴配太溪穴。

（2）治头痛、头晕：中渚穴配风池穴、大陵穴、百合穴。

（3）治嗌痛：中渚穴配支沟穴和内庭穴。

父母取穴按摩法

（1）患儿正坐，手平伸，掌心向内，手背向外。

（2）父母四指放在手掌背部，食指弯曲，用指头旁侧边缘垂直揉患儿穴位，有酸胀和痛感。

（3）先左后右，每天早晚各揉按一次，每次揉按1~3分钟。

取穴　按摩

精确取穴

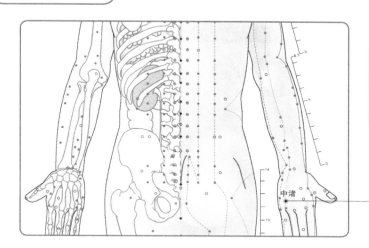

小指与无名指指根间下 2 厘米手背凹陷处，或当无名指掌指关节的后方，第四、第五掌骨间的凹陷处

中渚

取穴技巧

正坐，手平伸，内屈，肘向自己胸前，掌心向内，弯背向外。将另一手拇指置于掌心，另外四指并拢置于掌背，食指指尖置于液门穴处，那么无名指指尖所在的位置即是中渚穴

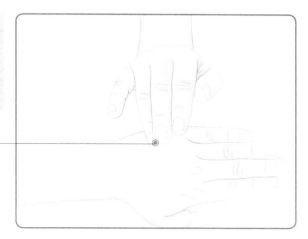

父母按摩

患儿手伸平，掌心向内，父母弯曲食指，用指刀（指头侧边）垂直揉穴位，有酸胀、痛的感觉。每天早晚各按一次，每次左右各揉按 1~3 分钟，先左后右。

程度	食指压法	时间 / 分钟
重		1~3

03 支沟穴 帮家人摆脱便秘痛苦的秘密

> **主 治** **便秘** **耳聋** **肩臂痛**

很多孩子便秘是因为生活习惯不好。有的孩子爱吃大鱼大肉又缺乏锻炼，导致大便秘结。要解除便秘的烦恼，父母除了督促孩子要养成良好的生活习惯，注意调整孩子的饮食，还要经常给他们按摩支沟穴和大肠俞穴，这样可以帮助刺激肠胃蠕动，消除便秘。那么，支沟穴在哪里呢？《医宗金鉴》上云："从外关上行一寸，两骨间陷中，支沟穴也。"

命名：支，指树枝的分叉；沟，沟渠。"支沟"的意思是指三焦经气血在这个穴位吸热扩散。本穴物质为外关穴传来的阳热之气，水湿较少，到到本穴后，又进一步吸热胀散为高压之气，此气按其自身的阳热特性，沿三焦经经脉渠道向上、向外而行，扩散之气像树的分叉一样，所以名"支沟"，也名"飞虎穴""飞处穴"。在五行中，此穴属火。

功效：润肠通便。

主治

（1）经常按摩这个穴位，可以有效治疗便秘。

（2）长期按压这个穴位，对耳聋、肩臂痛、心绞痛、肋间神经痛，具有很好的调理和保健作用。

配伍治病

（1）治咽喉病症：支沟穴配列缺穴、太冲穴、廉泉穴。

（2）治便秘：支沟配足三里和天枢。

（3）治疟疾寒热：支沟穴配间使穴大椎穴。

父母取穴按摩法

（1）患儿正坐，手平伸，屈肘，掌心向着自己，指尖向上，肘臂大约弯曲成90°。

（2）父母用一只手轻握患儿手腕下，大拇指在内侧，其余四指在手的外侧，四指弯曲，中指的指尖垂直下压，揉按患儿穴位，有酸和痛的感觉。

（3）先左后右，每天早晚两穴位各揉按一次，每次揉按1~3分钟。

取穴 按摩

精确取穴

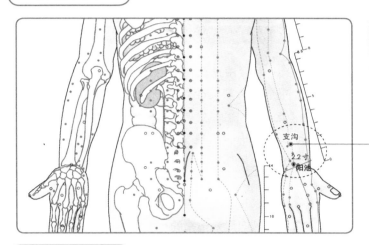

支沟

2.2寸

阳池

穴位于人体的前臂背侧，当阳池穴与肘尖的连线上，腕背横纹上3寸，尺骨与桡骨之间

取穴技巧

正坐，手平伸，屈肘，掌心向自己，肘臂弯曲约成90°。用另一手轻握手腕下，大指在内侧，四指弯曲置于外侧，食指指尖在阳池穴上，那么小指指尖所在位置即是支沟穴

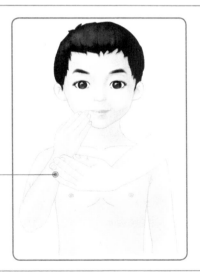

父母按摩

父母用一手轻握患儿手腕，大指在内侧，四指在手外侧，中指指尖垂直下压，揉按穴位，会有酸、痛的感觉。每天早晚各揉按一次，每次左右各揉按 1~3 分钟，先左后右。

程度	中指折叠法	时间 / 分钟
重		1~3

04 天井穴 清热凉血，调理麦粒肿

主治 **偏头痛** **扁桃腺炎** **荨麻疹**

此穴位名出自《灵枢·本输》，属手少阳三焦经。《医宗金鉴》中云："从四渎斜外上行，肘外大骨尖后，肘上一寸，两筋叉骨罅中，屈肘拱胸取之，天井穴也。""针眼"就是医学上所谓的"麦粒肿"，儿童活泼好动，手上的细菌污染经常会传染到到眼上，如果孩子的眼睛不小心出现了麦粒肿，可以通过按压天井穴解决这个问题。天井穴是最好的能够清热凉血、治疗麦粒肿的人体穴位。

命名：天，天部的意思；井，孔隙通道的意思。"天井"是指三焦经吸热上行的水浊之气在这个穴位处聚集。本穴物质为四渎穴传来的水湿之气，到达本穴后呈聚集之状，然后散热冷缩，并从天之上部降至天之下部，气血的运行变化就如同从天井的上部落到底部一样，所以名"天井"。本穴为三焦经天部之气的会合之处，所以是三焦经合穴。在五行中属土。

功效：行气散结，安神通络。

主治

（1）这个穴位具有清热凉血的作用，对治疗麦粒肿、淋巴结核具有特效。

（2）长期按摩这个穴位，对肘关节及周围软组织疾患、偏头痛、颈痛、项痛、肩痛、背痛，扁桃腺炎、荨麻疹等病症，具有很好的调理和保健作用。

配伍治病

（1）治偏头痛：天井穴配率谷穴。

（2）治扁桃腺炎：天井穴配大陵穴、迎香穴。

（3）治瘿气：天井穴配天突穴。

父母取穴按摩法

（1）患儿正坐，手平伸，屈肘，前臂垂直于地面，与肘部大约成90°，掌心向内，指尖向上，举臂，上臂的底部与肩平。

（2）父母用手轻握肘下，四指在下，大拇指在上，中指或食指弯曲，用指尖垂直向上按摩肘尖下凹陷的穴位处，有酸、胀、麻的感觉。

（3）两侧穴位，每天早晚各按压一次，每次按压1~3分钟。

取穴　按摩

精确取穴

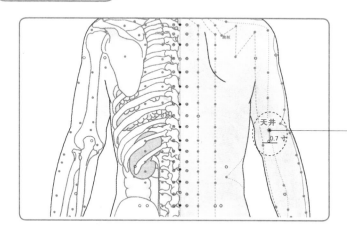

天井
0.7寸

该穴位于人体的臂外侧，屈肘时，当肘尖直上1寸凹陷处

取穴技巧

正坐，手平伸，屈肘，前臂垂直地面，掌心向内。用另一手轻握肘下，四指在下，大拇指在上，用中指（或食指）指尖垂直向上压肘尖下凹陷的穴位即是

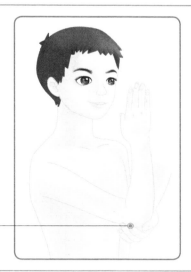

父母按摩

父母用一手轻握患儿肘下，弯曲中指（或食指）以指尖垂直向上按摩肘尖下穴位，有酸、胀、麻的感觉。每天早晚各按压一次，每次左右各按压 1~3 分钟。

		时间 / 分钟
重		1~3

05 消泺穴 不花一分钱的减肥法

主 治　头痛　颈项强痛　臂痛　齿痛　癫疾

据《甲乙经》《铜人明堂》等医典记载"清冷渊穴在肘上二寸,伸肘举臂取之;消泺穴在肩下臂外,开腋斜肘分下取之"。《痧疹辑要·引种》中云:"此即泰西牛痘法也,由清冷渊、消泺等穴引出命门伏毒。""其清冷渊、消泺二穴,在肘上外,正三焦经脉处也。"这里说的消泺穴,是人体三焦经上的一处重要穴位。父母经常给孩子按摩这个穴位,既可以治疗气郁胸闷,还能治疗肥胖问题。

命名:消,溶解、消耗的意思;泺,水名,指湖泊。"消泺"是指三焦经经气在这处穴位冷降为地部经水。本穴物质为清冷渊穴传来的滞重水湿云气,到达本穴后,水湿云气消解并化雨降地,降地之雨在地之表部形成湖泊,所以名"消泺",也名"臑穴""臑交穴""臑俞穴"。"臑"指穴位内的天部之气在此化为地部经水。理同消泺名解。"臑交"的意思指穴位内的气血为天部之气。

功效:清热安神,活络止痛。

主治

(1)按摩这个穴位能够除湿降浊、清热安神、活络止痛。

(2)经常按摩这个穴位,能有效治疗头痛、颈项强痛、臂痛、齿痛、癫疾等。

(3)每天坚持按压这个穴位,具有减肥美容的效果。

配伍治病

(1)风寒头痛:消泺穴配风门穴、合谷穴。

(2)风热头痛:消泺穴配大椎穴、曲池穴。

(3)减肥美容:消泺穴配丰隆穴。

父母取穴按摩法

(1)患儿正立,把左手掌放在右手臂中间位置,右手掌放在左手臂中间位置。

(2)父母用手指向手臂施加压力,食指所在的部位就是这个穴位。

(3)双手交叉,一只手的掌心放在另一只手的手臂上,四指并拢,向穴位施加压力,一压一松。

(4)每天早晚分别按压两臂穴位,每次按压3~5分钟。

取穴 按摩

精确取穴

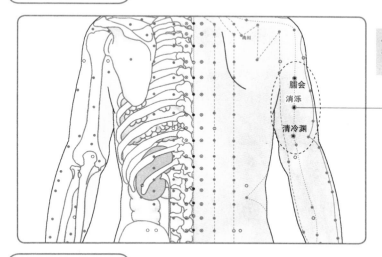

臑会

消泺

清冷渊

在臂外侧，当清冷渊穴与臑会穴连线中点处

取穴技巧

正立，双手下垂，先用左手手掌置于右手手臂中间位置，再将右手掌置于左手臂中间位置，左右手四指向手臂施压压力，中指所在的位置即是

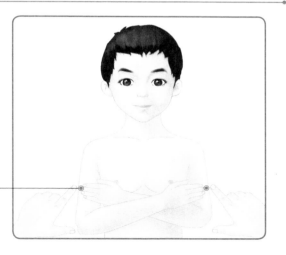

父母按摩

患儿双手交叉，一手掌心置于另一手手臂上，父母食指向消泺穴施加压力，一压一松，每次 3~5 分钟，早晚各一次。

	四指压法	时间 / 分钟
重		3~5

06 肩髎穴 孩子上课的好帮手

主治 **臂痛** **肩重不能举** **胁肋疼痛**

　　学龄孩子经常坐在教室里，因缺乏锻炼而患有不同程度的肩关节炎、肩周炎等，有的甚至在肩颈周围还有骨质增生症。按摩肩髎穴能帮助患有不同肩部疾患的孩子，经常按摩此穴，可改善病情。此穴位名出自《甲乙经》。《甲乙经》中云："在肩端3上，斜举臂取之。"《循经考穴编》中云："会之上，举臂有空。"《针灸集成》中云："在肩后一寸三分，微下些。"说的便是肩髎穴。

　　命名：肩，指穴在肩部；髎，孔隙的意思。"肩髎"的意思是指三焦经经气在此穴位化雨冷降归于地部。本穴物质为臑会穴传来的天部阳气，到本穴后，因散热吸湿化为寒湿的水湿云气，水湿云气冷降后归于地部，冷降的雨滴就像从孔隙中漏落一样，所以名"肩髎"。

　　功效：升清降浊。

　　主治

　　（1）按摩这个穴位，具有祛风湿、通经络的作用。

　　（2）这个穴位对臂痛不能举、胁肋疼痛等症状，具有明显的缓解和治疗作用。

　　（3）现代中医临床常用这个穴位治疗肩关节周围炎、脑卒中偏瘫等疾患。

　　（4）长期按摩这个穴位，对荨麻疹、脑血管后遗症、胸膜炎、肋间神经痛等，也具有明显疗效。

　　配伍治病

　　（1）肩臂痛：肩髎穴配曲池穴和天宗穴。

　　（2）肋间神经痛：肩髎穴配外关穴和章门穴。

　　（3）治荨麻疹：肩髎穴配神阙穴。

　　父母取穴按摩法

　　（1）患儿站立，两手臂伸直，两侧肩峰后下方有凹陷，穴位就在这里。

　　（2）父母用左手触摸患儿右臂肩峰，用右手触摸左臂肩峰，用拇指、食指和中指拿捏穴位。

　　（3）两侧穴位，每天早晚各一次，每次3～5分钟。

取穴 按摩

精确取穴

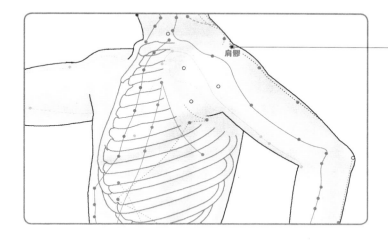

肩髎

肩髎穴位于人体的肩部，肩髃穴后方，当臂外展时，于肩峰后下方呈现凹陷处

取穴技巧

站立，将两个手臂伸直，肩峰的后下方会有凹陷，肩髎穴就位于此凹陷处

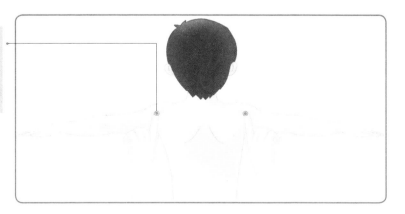

父母按摩

患儿站立，父母用左手去摸患儿左臂的肩峰，再用右手去摸患儿右臂的肩峰，父母用拇指、食指和中指拿捏穴位，每天早晚各一次，每次 3~5 分钟。

程度	拿捏法	时间 / 分钟
重		3~5

07 颅息穴 耳鸣耳痛揉颅息

| 主 治 | 头痛 | 耳鸣 | 耳痛 |

此穴位名出自《甲乙经》，别名颅囟，属手少阳三焦经。《医宗金鉴》云："从脉行耳后上间青络脉中，颅息穴也。"《灵枢经·经脉篇》云："息，休息也，又气息也。穴在颅侧睡眠着枕处。以其有关于息，故名'颅息'。有谓穴下有动脉，与呼吸相应，考之未确。或临病时乃现欤？愿针灸同道随时留意。所治为耳鸣、喘息、瘈、痫、胸胁痛、吐呕。"上述这些医典古籍，都详细说明了这个穴位的部位和作用。这个穴位对治疗耳鸣具有非常明显的效果。

命名：颅，头盖骨的意思、肾主之水，这里指天部的冷降水气；息，停息的意思。"颅息"的意思是指三焦经的天部之气在穴位这里收引冷降。本穴物质为角孙穴传来的天部水湿之气，到达本穴后，其变化为进一步的散热冷降，就像风停气止之状一样，所以名"颅息"，又命"颅骢穴"。

功效：清热降浊。

主治

（1）按摩这个穴位，具有通窍聪耳、泄热镇惊的作用。

（2）按摩这个穴位对于头痛、耳鸣、耳痛、耳聋、耳肿流脓、中耳炎、视网膜出血、小儿惊痫、呕吐涎沫等症状，具有明显的缓解和治疗作用。

（3）这个穴位还能够治疗呼吸系统的一些疾病，如息、哮，并对其他如身热、胁肋痛等病症也有调理、改善的作用。

配伍治病

（1）治小儿惊痫、呕吐涎沫：颅息穴配太冲穴。

（2）治偏头痛、头风病：颅息穴配天冲穴、脑空穴、风池穴、太阳穴。

（3）治耳疾：颅息穴配耳门穴。

父母取穴按摩法

（1）患儿站立，父母合并食指中指，平贴在患儿耳后根处，食指的指尖所在部位就是患儿穴位。

（2）两指轻轻贴于患儿耳后根处，顺时针按摩 1～3 分钟，每天早晚各一次。

取穴　按摩

精确取穴

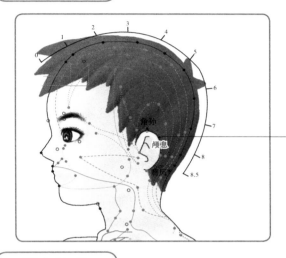

当角孙穴与翳风穴之间，沿耳轮连线的上、中 1/3 的交点处

取穴技巧

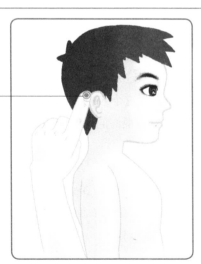

站立，将食指和中指并拢，平贴于耳后根处，食指指尖所在的位置的穴位即是

父母按摩

将食指中指并拢轻轻贴于患儿耳后根处，顺时针按摩 1~3 分钟，每天早晚各一次。

程度	二指压法	时间／分钟
轻	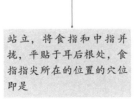	1~3

08 角孙穴 让孩子眼睛不再受"伤害"

主　治　**白内障**　**目生翳膜**　**齿龈肿痛**

《医宗金鉴》中云："从颅息上行，耳上上间，发际下开口有空，角孙穴也。"《灵枢经·脉度篇》中云："支而横者为络，络之别者为孙。"《大成》中谓："耳廓中间，开口有空，治龈肿、目翳、齿龋、项强等症。"这个穴位能够治疗各种眼病。孩子身体自我调节能力较弱，容易上火，齿龈肿痛的症状。此时，只要按摩这个穴位，就具有很好的调理、改善和治疗的功效。

命名：角，耳朵、肾的意思，这里指穴位内的物质为天部的收引之气；孙，火的意思，这里指穴位内的物质为天之天部的气态物。"角孙"的意思是指天之天部的收引冷降之气从此处穴位汇入三焦经。这个穴位是三焦经经——脉中的最高点。

功效：吸湿降浊，清热消肿，散风止痛。

主治

（1）按摩这个穴位，具有吸湿、降浊、明目的作用。

（2）长期按摩这个穴位，有助于治疗白内障、目生翳膜、齿龈肿痛等疾病。

（3）长期按压这个穴位，还能够有效治疗咀嚼困难、口腔炎、唇燥、呕吐等症状，并对身体具有很好的保健和调理作用。

配伍治病

（1）治眩晕：角孙穴配足临泣穴。

（2）治腮腺炎：角孙穴配合谷穴。

（3）治口腔炎、唇燥：角孙穴配涌泉穴、巨阙穴。

父母取穴按摩法

（1）患儿正坐，双手下垂，父母举起两只手，用大拇指的指腹由后向前将耳翼摺屈，并顺势向上滑到耳翼尖的部位，两个中指的指尖恰好相连于患儿头顶正中线上。

（2）父母用大拇指的指腹揉按患儿这个穴位，会有胀痛的感觉。

（3）两侧穴位，每天早晚各揉按一次，每次揉按1~3分钟，也可以两侧穴位同时揉按。

取穴 按摩

精确取穴

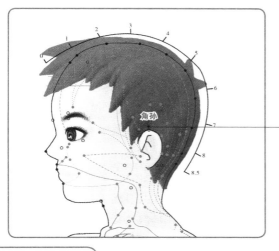

角孙

折耳廓向前，当耳尖直
上入发际处

取穴技巧

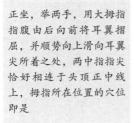

正坐，举两手，用大拇指
指腹由后向前将耳翼摺
屈，并顺势向上滑向耳翼
尖所着之处，两中指指尖
恰好相连于头顶正中线
上，拇指所在位置的穴位
即是

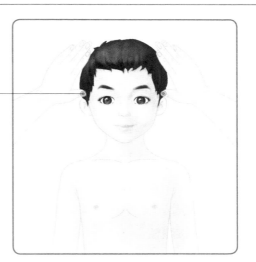

父母按摩

父母用大拇指指腹揉按穴
位，有胀痛的感觉。每天早
晚各揉按一次，每次左右各
（或双侧同时）1~3分钟。

程度	拇指压法	时间 / 分钟
重		1~3

09 耳门穴 护耳有绝招

主 治 | **耳流脓汁** | **重听** | **无所闻** | **耳鸣**

此穴位名出自《甲乙经》。《甲乙经》中云："在耳前起肉，当耳缺者。"作为耳部要穴，这个穴位能够治疗诸多的耳部疾患。据中国古典医书记载，此穴位可以医治耳鸣、耳聋、眩晕、牙痛、口噤、头颔痛、腰痛。现代中医临床还利用这个穴位医治中耳炎、颞颔关节功能紊乱症、梅尼埃综合征等。

命名：耳，指穴位内气血作用的部位为耳；门，指出入的门户。"耳门"的意思是指三焦经经气中的滞重水湿在此处穴位冷降后，由耳孔流入体内。本穴物质为角孙穴传来的水湿之气，到达本穴后，水湿之气化雨冷降为地部经水，并沿耳孔流入体内。这个穴位就犹如三焦经气血出入耳朵的门户，所以名"耳门"。

功效：开窍聪耳，泄热活络。

主治

（1）按摩这个穴位，可迅速缓解耳流脓汁、重听、无所闻、耳道炎等症状。

（2）长期按压这个穴位，能够很好的改善、调理下颔关节炎、上牙疼痛等病症。

（3）长期坚持按压这个穴位，还能够有效治疗耳聋、聤耳、唇吻强、聋哑，以及其他常见的耳部疾病等，这个穴位是治疗多种耳疾的重要的首选穴位。

配伍治病

（1）治耳疾：耳门穴配颅息穴。

（2）治牙痛：耳门穴配丝竹空穴。

（3）治上齿龋：耳门穴配兑端穴。

父母取穴按摩法

（1）患儿正坐，双手下垂，父母举起双手，指尖朝上，手掌心向内，轻轻扶住患儿头，四指放在偏头处。

（2）父母的大拇指的指尖摸到耳珠上缺口前，患儿轻轻张开嘴。

（3）大拇指的指尖垂直揉按凹陷中的穴位，有胀痛的感觉。

（4）左右两穴位，每天早晚各揉按一次，每次揉按1~3分钟，也可以两侧同时揉按。

取穴　按摩

精确取穴

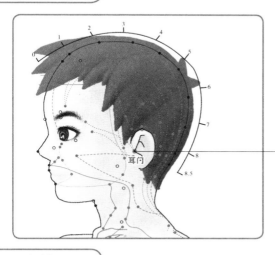

耳门

耳门穴位于人体的头部侧面耳前部，耳珠上方稍前缺口凹陷中，微张口时取穴。在听宫的稍上方

取穴技巧

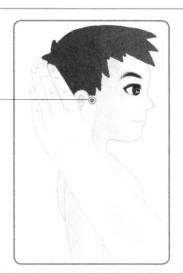

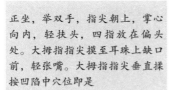

正坐，举双手，指尖朝上，掌心向内，轻扶头，四指放在偏头处。大拇指指尖摸至耳珠上缺口前，轻张嘴。大拇指指尖垂直揉按凹陷中穴位即是

父母按摩

父母大拇指指尖垂直揉按耳门穴，有胀痛的感觉。每天早晚各揉按一次，每次左右两穴各（或双侧同时）揉按 1~3 分钟。

程度	拇指压法	时间 / 分钟
重		1~3

10 丝竹空穴 头痛了点，头晕了还点

> **主治** **头痛** **头晕** **目眩**

这个穴位的名称出自《甲乙经》，属于手少阳三焦经。在这里，"丝竹"指的是眉毛，"空"指的是孔窍。《千金方》云："目疾：丝竹空、前顶。"《针灸大成》谓："宜泻不宜补，""吐涎：丝竹空、百会。"《胜玉歌》云："目内红肿：丝竹空、攒竹。"上述这些医典，都详细记述了这个穴位的作用。按压此穴不但能治疗各种眼部疾病，而且能够缓解各种原因造成的头痛、头晕、目眩等。

命名： 丝竹，在古代指弦乐器，是八音之一，这里指气血的运行就像声音飘然而至；空，空虚的意思。这个穴位是三焦经终点之穴，由于禾髎穴传到这里的气血极为虚少，穴内气血为空虚之状，穴外天部的寒湿水气因而汇入穴内，穴外的寒水水气就像天空中的声音飘然而至，所以以名"丝竹空"，又名"巨穴""目穴"。"巨"的意思是指穴内气血为地部水液，即这个穴位天部大范围的水湿之气皆化雨冷降。

功效： 降浊除湿。

主治

（1）按摩这个穴位，能够有效治疗各种头痛、头晕、目眩、目赤疼痛等疾患。

（2）按摩此穴位，可明显缓解眼球充血、睫毛倒生、视物不明、眼睑跳动等症。

（3）长期坚持按压这个穴位，可以使颜面神经麻痹、牙齿疼痛、癫痫等病症，得到很好的调理和改善。

配伍治病

（1）治牙痛：丝竹空穴配耳门穴、瞳子髎穴。

（2）治目赤肿痛：丝竹空穴配睛明穴、攒竹穴。

（3）治癫痫：丝竹穴空配太冲穴、足通谷穴。

父母取穴按摩法

（1）患儿正坐，双手下垂，父母举起双手，四指的指尖朝上，手掌心向内。

（2）父母大拇指的指腹向内，揉按患儿两边眉毛外端凹陷处的穴位，患儿有酸、胀、痛的感觉。

（3）左右两侧穴位，每天早晚各按揉一次，每次揉按1~3分钟。

取穴 按摩

精确取穴

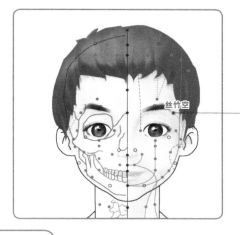

丝竹空

该穴位于人体的面部，眉梢凹陷处

取穴技巧

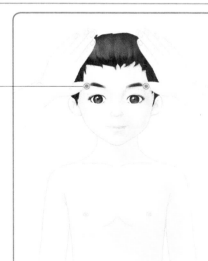

正坐，举双手，四指指尖朝上，掌心向内，大拇指指腹，向内按两边眉毛外端凹陷之穴位即是

父母按摩

父母大拇指指腹，向内揉按两边眉毛外端凹陷之穴位，有酸、胀、痛的感觉。每天早晚各一次，每次左右各揉按 1~3 分钟。

程度	拇指压法	时间 / 分钟
轻		1~3

第十一章　足少阳胆经穴

足少阳胆经是现在很热门的一条经，它在我们身体上沿行的路线是最长的，沿着经络沿行刺激能够改善气血的运行，它起始于外眼角，走在我们身体的两个侧面，从小腿到上身，再到脖子和头。在《灵枢·经脉》有关此经的病候记载：「口苦，善太息，心胁痛，不能转侧，甚者面微有尘，体无膏泽，足外反热，是为阳厥。」主治胸胁、肝胆病症、热性病、神经系统病症和头侧部、眼、耳、咽喉病症，以及本经脉所经过部位之病症。

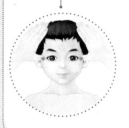

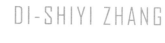

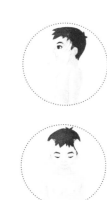

本章看点

取穴图解目录

01 瞳子髎穴 为孩子擦亮"心灵的窗户"

| 主 治 | 头痛 | 近视 | 弱视 | 牙痛 | 感冒 |

当孩子感觉眼睛疲劳时，父母经常给他们按摩瞳子髎穴，可以起到缓解疲劳的作用。瞳子髎，此经穴名出自《甲乙经》："手太阳，手、足少阳之会。"别名后曲、鱼尾、太阳、前关，属足少阳胆经。《铜人》中记载："治青盲目无所见，远视疏疏，目中肤翳，白膜，目外眦赤痛。"从这些医书的记载中可以看出，古代医家对这个穴位的作用已经颇有研究了。

命名：瞳子髎，指人体眼珠中的黑色部分，为肾水所主之处，这里指穴内物质为肾水特征的寒湿水气；髎，孔隙的意思。本穴为胆经–头面部的第一穴，胆及其所属经脉主半表半里，在上焦主降，在下焦主升，本穴的气血物质是汇集头面部的寒湿水气后，从天部冷降至地部，冷降的水滴细小如同从孔隙中散落一样，所以名"瞳子髎"，也称太阳穴、前关穴、后曲穴。

功效：降浊祛湿，平肝熄风，明目退翳。

主治

（1）经常按摩此穴，能治疗目赤肿痛、角膜炎、屈光不正、青光眼等多数眼疾。

（2）长期按压此穴，对头痛、三叉神经痛、颜面神经痉挛，以及麻痹等病症，都具有很好的调理和保健作用。

配伍治病

（1）治近视、弱视：瞳子髎穴配目窗穴睛明穴。

（2）治目生内障：瞳子髎穴配合谷穴、临泣穴和睛明穴。

（3）治目赤肿痛：瞳子髎穴配丝竹空穴。

（4）治头痛：瞳子髎穴配头维穴、印堂穴、太冲穴。

父母取穴按摩法

（1）患儿正坐或仰卧，两手自然下垂。父母两手五指朝天，掌心向着患儿头部。

（2）父母把两手大拇指放在头部旁侧，两手大拇指相对用力，垂直揉按穴位。

（3）左右两穴，每天早晚各揉按一次，每次揉按1~3分钟，两穴可同时按揉。

取穴 按摩

精确取穴

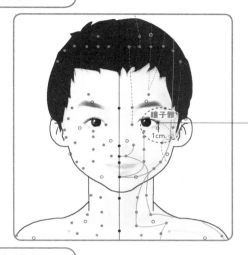

该穴位于面部，眼睛外侧1厘米处

瞳子髎
1cm

取穴技巧

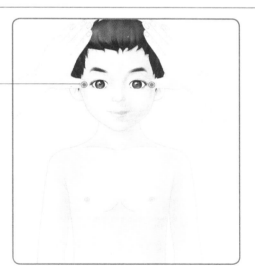

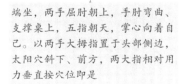

端坐，两手屈肘朝上，手肘弯曲、支撑桌上，五指朝天，掌心向着自己。以两手大拇指置于头部侧边，太阳穴斜下、前方，两大指相对用力垂直按穴位即是

父母按摩

父母两大指相对用力垂直揉按瞳子髎穴，有酸、胀、痛的感觉。每天早晚各揉按一次，每次左右各（或双侧同时）揉按1~3分钟。

程度	拇指压法	时间 / 分钟
重		1~3

02 悬颅穴 帮孩子集中注意力不走神

主治　面肿　目外眦痛　齿痛

家长经常给孩子按摩悬颅穴，有助于孩子们集中注意力。悬颅穴，此经穴名出自《灵枢·寒热病》，属足少阳胆经。《甲乙经》中记载："热病头痛，身重，悬颅主之。"《铜人》云："治热病，烦满汗不出，头偏痛，引目外眦赤，身热齿痛，面肤赤痛。"《图翼》中也说："主治头痛齿痛，偏头痛引目，热病汗不出。"可见，悬颅穴是一个很有用处的穴位。

命名：悬，吊挂的意思；颅，在古代指人的头盖骨，这里指穴位内气血为寒湿水气。本穴物质为颔厌穴传来的温热风气，至本穴后散热冷缩，并吸附天部中的寒湿水气，穴内气血就如同天部中的水湿云层一样，所以名"悬颅"，也称髓孔穴、髓中穴、米啮穴。

功效：降浊除湿，通络消肿，清热散风。

主治

（1）按摩这个穴位能够集中注意力。

（2）长期按摩这个穴位，能够有效治疗偏头痛、面肿、目外眦痛、齿痛等疾患。

（3）配风池穴、外关穴，具有祛风止痛的作用；配丝竹空穴、太阳穴、风池穴，有疏风明目的作用，具有通经消肿的作用。

配伍治病

（1）治偏头痛：悬颅穴配颔厌穴。

（2）治热病头痛：悬颅穴配曲池穴和合谷穴。

（3）治面肿：悬颅穴配人中穴。

（4）治目外眦痛：悬颅穴配丝竹空穴、太阳穴、风池穴。

父母取穴按摩法

（1）患儿正坐，双手下垂，父母食指和中指并拢，掌心朝内，食指的指尖放在患儿额角发际，中指所在的部位就是这个穴位。

（2）把食指和中指放在患儿悬颅穴上轻轻按揉。

（3）左右穴位，每天早晚各按揉一次，每次按揉 1 ~ 3 分钟。

取穴　按摩

精确取穴

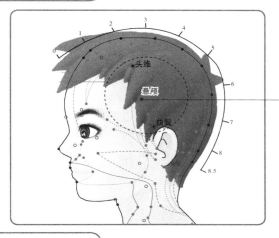

该穴位于人体的头部鬓发上，当头维穴与曲鬓穴弧形连线的中点处

取穴技巧

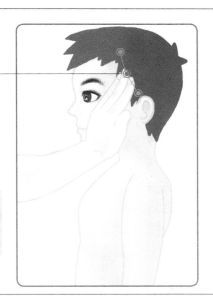

正坐，将食指和中指并拢，掌心向内，食指指尖置于额角发际，中指所在位置的穴位即是

父母按摩

父母将食指和中指置于悬颅穴上轻轻的揉按，每天早晚各一次，每次1~3分钟。

程度	二指压法	时间／分钟
轻		1~3

03 悬厘穴 孩子落枕找悬厘

| 主 治 | 偏头痛 | 面肿 | 目外眦痛 |

　　孩子在睡觉的时候，头部位置不当，或者枕头过高，或者肩部受风，从而引起了落枕。如果父母稍微懂一些中医的穴位治疗原理，在这个时候，只要给孩子按压悬厘穴，就能够使症状迅速得到缓解。此外，按压悬厘穴，还能够有效治疗头痛，使孩子不受头痛的困扰，能够提高学习的效率。悬厘穴，此穴位名出自《甲乙经》。

　　命名：悬，吊挂的意思；厘，治理的意思；"悬厘"的意思是指胆经气血在此穴位降浊分清。本穴物质为悬颅穴冷降下传的水湿之气，到达本穴后，滞重的寒湿水气进一步下行，小部分清气由本穴外输头的各部位。本穴对天部的水湿风气有治理的作用，所以名"悬厘"。

　　功效：通络解表，清热散风。

　　主治

　　（1）每天坚持按摩这个穴位，能够有效治疗偏头痛、面肿、目外眦痛、耳鸣、上齿疼痛等疾患。

　　（2）配鸠尾穴，能够治疗由于热病偏头痛引起的目外眦。

　　配伍治病

　　（1）治清热泻火：悬厘穴配听宫穴。

　　（2）治落枕：悬厘穴配天柱穴。

　　（3）治癫痫：悬厘穴配束骨穴。

　　（4）治面瘫：悬厘穴配地仓穴，人中穴。

　　父母取穴按摩法

　　（1）患儿正坐，双手下垂，父母把食指、中指和无名指并拢，手掌心朝内，食指的指尖放在患儿额角发际处，此时，无名指所在的部位就是这个穴位。

　　（2）把食指和中指放在穴位上轻轻按揉。

　　（3）左右两侧穴位，每天早晚各按揉一次，每次按揉1～3分钟。注意，用力要稍轻一些，不要太重。

取穴　按摩

精确取穴

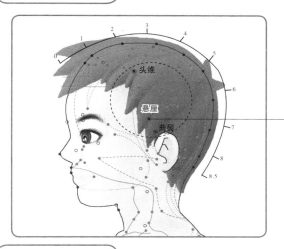

当头维穴与曲鬓穴弧形连线的上 3/4 与下 1/4 交点处

取穴技巧

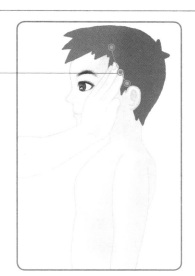

正坐，将食指、中指和无名指并拢，掌心向内，食指指尖置于额角发际，无名指所在位置的穴位即是

父母按摩

父母将食指和中指置于悬颅穴上轻轻地揉按，每天早晚各一次，每次 1~3 分钟。

程度	二指压法	时间 / 分钟
轻		1~3

04 天冲穴 儿童牙龈肿痛快找天冲

| 主治 | 头痛 | 齿龈肿痛 | 癫痫 |

这个穴位的名称出自《甲乙经》，在《千金要方》作"天衢"，属足少阳胆经。关于这个穴位的具体位置，在中国古代医书中有多种多样的说法，例如：《甲乙经》中说这个穴位"在耳上如前三分"；《铜人·腧穴针灸图经》中云："耳后入发际二寸。"《循经考穴编》中云："在耳平后三分，入发际二寸。"《医学入门》中云："承灵后一寸半。"意思就是说它在承灵穴的旁边。此穴具有止痛的作用。只要轻轻按摩此穴，即可缓解孩子的头痛或者牙龈肿痛等症状。

命名：天，指天部气血；冲，指气血运行为冲射之状。"天冲"的意思是指胆经经气吸热后胀散，并由本穴冲射于天之各部。本穴物质为率谷穴传来的水湿之气，到达本穴后，因受穴外传入之热，水湿之气胀散，并冲射于胆经之外的天部，所以名"天冲"，也称"天衢"。"天衢"指穴内气血向外的输出状态。

功效：祛风定惊，清热消肿。

主治

（1）经常按摩这个穴位，可有效缓解头痛或者牙龈肿痛，具有益气补阳的作用。

（2）经常按摩这个穴位，能够有效治疗头痛、齿龈肿痛、癫痫、惊恐、瘿气等。

（3）配目窗穴、风池穴，能够有效治疗头痛。

配伍治病

（1）治齿龈肿痛：天冲穴配丝竹空穴、耳门穴。

（2）治瘿气：天冲穴配天突穴、水突穴。

（3）治癔症：天冲穴配百会穴、内关穴、太冲穴。

父母取穴按摩法

（1）患儿背立，双手下垂，父母两只手抬起，手掌心朝外，把食指、中指和无名指并拢，平贴在患儿耳尖后，食指位于耳尖后的发际，则无名指所在的位置就是这个穴位。

（2）父母将四指并拢，轻轻按揉这个穴位。

（3）左右两穴，每天早晚各按揉一次，每次按揉1～3分钟，两穴可同时按揉。

取穴 按摩

精确取穴

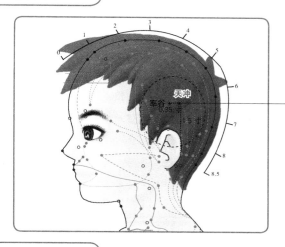

当耳根后缘直上入发际 2 寸，率谷穴后 0.5 寸

取穴技巧

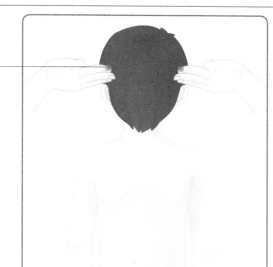

正立，双手抬起，掌心朝外将食指、中指和无名指并拢平贴于耳尖后，食指位于耳尖后发际，无名指所在位置的穴位即是

父母按摩

父母将四指并拢轻按于天冲穴，每天早晚各揉按一次，每次左右各（或双侧同时）揉按 1~3 分钟。

程度	四指压法	时间 / 分钟
轻		1~3

05 阳白穴 眼保健操现在开始

主治 | 目眩 | 目痛 | 外眦疼痛 | 雀目

此穴位名出自《甲乙经》："足少阳、阳维之会。"《素问·气府论》王冰注："足阳明、阴维之会"；《大成》云："手足阳明、少阳、阳维五脉之会"。据古代医书记载，这个穴位能够治疗头痛、头风、目眩、目赤肿痛、眉目间痛、夜盲、近视、远视、眼睑动、项强急不可以顾、背寒不得温等病症。在近代中医临床中，有经验的医生还利用这个穴位治疗面瘫、三叉神经痛、眶上神经痛、眼睑下垂等多种疾病。经常按摩此穴，对眼部保健具有非常明显的疗效。

命名：阳，天部的意思，这里指气；白，明亮清白的意思。本穴物质是本神穴传来的天部湿冷水气，由于在下行的过程中不断吸热，水湿之气还未进入这个穴位就已受热胀散，并化为阳热风气，传输于头之各部，穴内的天部层次变得明亮清白，所以名"阳白"。

功效：生气壮阳。

主治

（1）这个穴位几乎能治疗所有的眼部疾病，按摩此穴，具有明目祛风的作用。

（2）坚持每天按摩这个穴位，对头痛、视物模糊、眶上神经痛、面神经麻痹、眼睑下垂、夜盲、眼睑瘙痒、呕吐、恶寒等病症，具有很好的调理、改善、治疗和保健作用。

配伍治病

（1）治目赤肿痛、视物昏花、上睑下垂：阳白穴配太阳穴、睛明穴和鱼腰穴。

（2）治眼睑瘙痒：阳白穴配丝竹空穴、角孙穴、瞳子髎穴。

（3）治小儿呕吐、恶寒：阳白穴配中脘穴、内关穴、风门穴。

父母取穴按摩法

（1）患儿正坐、仰靠或者仰卧，父母两只手举起。

（2）父母轻轻握拳，手掌心向患儿面部，用大拇指弯曲时的指节处，从内往外轻轻刮按穴位处，有一种特殊的酸痛感。

（3）左右两穴，每天早晚各刮按一次，每次刮按1~3分钟，两穴可同时刮按。

取穴 按摩

精确取穴

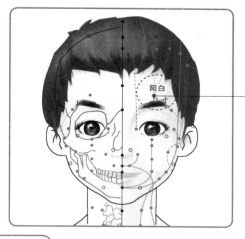

阳白
1寸

该穴位于前额部，
当瞳孔直上，眉上
1寸

取穴技巧

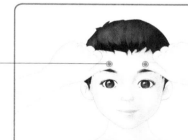

正坐，举两手两肘尖顶放
桌面上，轻握拳，掌心向
下，将拇指指尖贴于眉梢
正上方，拇指指尖正上方
的穴位即是

父母按摩

父母用大拇指弯曲时的指节处，从内往外
轻轻刮按穴位处，有一种特殊的酸痛感。
每天早晚各揉按一次，每次左右各（或双
侧同时）揉按 1~3 分钟。

程度	拇指压法	时间 / 分钟
轻		1~3

06 目窗穴 眼睛疲劳不再用滴眼液

主 治	远视	近视	小儿惊痫

此穴位名出自《甲乙经》，别名至营，属足少阳胆经。《甲乙经》中说它"在临泣后一寸"，《神应经》和《大成》中说它"在临泣后一寸半"。根据古代医书记载，这个穴位能够治疗头痛、头旋、目痛、目远视不明、青盲、白膜覆瞳子、头面浮肿、上齿龋肿等疾患。在现代中医临床中，常利用这个穴位治疗近视。经常按压此穴，能够缓解眼睛的疲劳、酸涩、近视等。

命名：目，肝之所主，这里指穴内物质为肝木之性的风气；窗，气体交换的通道。本穴物质为头临泣穴传来的弱小水湿之气，到达本穴后，因为受穴外所传之热的影响，弱小的水湿之气吸热胀散，并化为阳热风气传于穴外，所以名"目窗"，也称"至荣穴""至宫穴"。"至荣"的意思是指穴内的阳热风气充实饱满。"至宫"的意思是指穴内气血为饱满的卫外之气。

功效：疏风清热，清头明目。

主治

（1）按摩这个穴位，具有补气壮阳、缓解眼部疲劳的作用。

（2）经常按摩这个穴位，对头痛、目眩、目赤肿痛、远视、近视、面部浮肿、上齿龋肿、小儿惊痫，具有非常明显的疗效。

配伍治病

（1）治头疼：目窗穴配关冲穴和风池穴。

（2）治口歪、流涎：目窗穴配颊车穴、合谷穴。

（3）治目赤肿痛：目窗穴配太阳穴、睛明穴、鱼腰穴。

（4）治面目浮肿：目窗穴配陷谷穴。

父母取穴按摩法

（1）患儿端坐，略微低头，父母手掌心朝内，小指平贴在患儿发际处，中指所在的部位就是这个穴位。

（2）用食指和中指轻轻按揉穴位。

（3）左右两侧穴位，每天早晚各按揉一次，每次按揉1～3分钟，或者两侧穴位同时按揉。

取穴 按摩

精确取穴

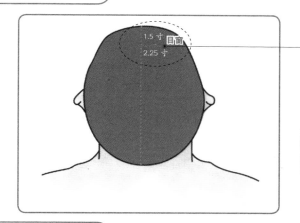

1.5 寸 目窗
2.25 寸

目窗穴位于人体的头部，当前发际上 1.5 寸，头正中线旁开 2.25 寸

取穴技巧

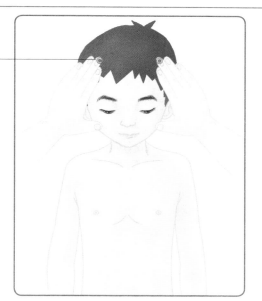

端坐于桌旁，略微低头，臂肘置于桌上，掌心向内，小指平贴于发际处，中指所在位置的穴位即是

父母按摩

父母用食指和中指轻按于目窗穴，每天早晚各一次，每次左右各（或双侧同时）按 1~3 分钟。

程度	二指压法	时间 / 分钟
轻	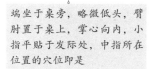	1~3

07 风池穴 清热醒脑还治感冒

> 主 治　感冒　头痛　头晕

此穴位最早见于《灵枢·热病》篇，云："风为阳邪，其性轻扬，头顶之上，惟风可到，风池穴在颞颥后发际陷者中，手少阳、阳维之会，主脑卒中偏枯，少阳头痛，乃风邪蓄积之所，故名风池。"《甲乙经》中说它"在颞颥（脑空）后发际陷者中"。据古代医典记述，此穴能够治疗头痛、眩晕、热病汗不出、脑卒中不语、颈项强痛、目不明、目泣出、目赤痛、耳病、鼻衄鼽、痉挛不收等疾病。

命名： 风，指穴内物质为天部的风气；池，屯居水液之器，这里指穴内物质富含水湿。本穴物质为脑空穴传来的水湿之气，至本穴后，受外部之热，水湿之气胀散并化为阳热风气，然后输散于头颈各部，所以名"风池"，也称"热府穴"。"热府"的意思是指本穴气血的变化为受热膨胀。

功效： 壮阳益气。

主治

（1）按摩这个穴位，具有醒脑明目、快速止痛、保健调理的功效。

（2）长期按摩此穴，可有效缓解感冒、头痛、眼病、鼻炎、耳聋、咽喉疾患等。

（3）每天时持按摩这个穴位，对脑震荡、面肌痉挛和荨麻疹也具有治疗效果。

配伍治病

（1）治偏正头痛：风池穴配合谷穴和丝竹空穴。

（2）治目痛不能视：风池穴配脑户穴。

（3）治热病：风池穴配中冲穴。

（4）治小儿脑震荡：风池穴配百会穴、天柱穴、神阙穴、印堂穴。

父母取穴按摩法

（1）患儿背坐，双手下垂，父母举臂抬肘，手肘大约与患儿肩同高。

（2）屈肘向患儿头部，双手放在耳后，手掌心朝内，手指尖向上，四指轻轻扶住患儿头（耳上）的两侧。

（3）拇指指腹从下往上按揉穴位，有酸、胀、痛的感觉，重按时鼻腔有酸胀感。

（4）左右两穴位，每天早晚各按揉一次，每次按揉 1~3 分钟。

取穴　按摩

精确取穴

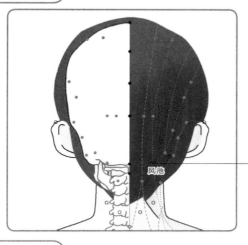

风池

风池穴位于后颈部，后头骨下，两条大筋外缘陷窝中，相当于耳垂齐平

取穴技巧

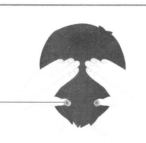

正坐，举臂抬肘，肘约与肩同高，屈肘向头，双手置于耳后，掌心向内，指尖朝上，四指轻扶头（耳上）两侧。大拇指指腹位置的穴位即是

父母按摩

父母用大拇指指腹，由下往上揉按穴位，有酸、胀、痛的感觉，重按时鼻腔有酸胀感。每天早晚各揉按一次，每次左右各（或双侧同时）揉按 1~3 分钟。

程度	拇指压法	时间／分钟
重		1~3

主 治　头颈强痛　颈项不得回顾　肩背疼痛

　　父母给孩子轻揉慢按肩井穴，能够缓解孩子的学习压力、放松肩颈僵硬，疏通经络血脉。据古代医书记述，肩井穴能治疗"肩背痹痛，臂不举，颈项不得回顾，脑卒中气塞，涎上，不语，气逆，翻胃，呕吐，咳逆上气，瘰疬，虚劳，产后乳汁不下，乳痛，妇人产晕，难产"等疾患。《甲乙经》云："在肩上陷者中，缺盆上，大骨前。"《太平圣惠方》云："在肩上陷罅中，缺盆上，大骨前一寸半，以三指按之，当其中指下陷者中是也。"说的就是肩井穴。

　　命名：肩，指穴位在肩部；井，指地部孔隙；"肩井"是指胆经的地部水液从这个穴位流入地之地部。本穴物质为胆经上部经脉下行而至的地部经水，到达本穴后，经水由本穴的地部孔隙流入地之地部，所以名"肩井"，也称"肩解穴""膊井穴"。

　　功效：舒筋通络，疏导水液。

　　主治

　　（1）按摩此穴位对肩背痹痛、手臂不举、颈项强痛等病疾，具有特殊疗效。

　　（2）长期按摩这个穴位，对乳痛、瘰疬、神经衰弱、半身不遂、脑贫血、脚气、狐臭等症状，都具有缓解、调理、治疗和保健作用。

　　配伍治病

　　（1）治目痛不能视：肩井穴配脑户穴、玉枕穴、风府穴。

　　（2）治脚气酸痛：肩井穴配足三里穴和阳陵泉穴。

　　（3）治偏正头痛：肩井穴配合谷穴、丝竹空穴。

　　父母取穴按摩法

　　（1）患儿背坐，双手下垂。

　　（2）把中间三指放在患儿肩颈交会处，用中指的指腹向下按揉，有酸麻、胀痛的感觉。

　　（3）左右两穴，每天早晚各按揉一次，每次按揉1~3分钟，也可以两侧穴位同时按揉。

取穴　按摩

精确取穴

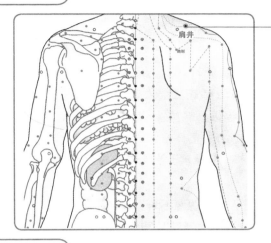

肩井

肩井穴位于人体的肩上，前直乳中，大椎与肩峰端连线的中点，即乳头正上方与肩线交接处

取穴技巧

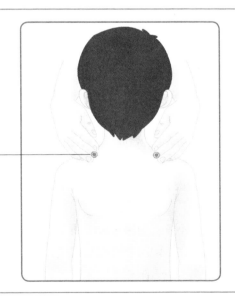

正坐，交抱双手，掌心向下，放在肩上，以中间三指放在肩颈交会处，中指指腹所在位置的穴位即是

父母按摩

父母以中间三指放在肩颈交会处，用中指指腹，向下揉按，会有特殊酸麻、胀痛的感觉。每天早晚各按压一次，每次左右各（或双侧同时）按压 1~3 分钟。

程度	中指压法	时间 / 分钟
重		1~3

09 阳陵泉穴 儿童抽筋痛苦及时了

主治 | 抽筋 | 麻痹 | 腰腿疲劳 | 胃溃疡

长期筋骨僵硬、酸痛，容易抽筋的孩子，父母只要平时多给孩子按压这个穴位，就能得到改善。古代医书还记载这个穴位对"胆病、善太息、口苦、呕宿汁、心下澹澹、胁下痛胀、吐逆、喉鸣、诸风、头面肿、头痛、眩晕、遗尿、髀痹引膝股外廉痛、不仁、痉挛急、筋软、筋疼、膝伸不得屈、冷痹、半身不遂、脚冷无血色、膝肿麻木、草鞋风"等病都具有良好的医治效果。

命名：阳，阳气；陵，土堆；泉，源源不断。膝阳关穴飞落下传的经水和胆经膝下部经脉上行而至的阳热之气交会后，随胆经上扬的脾土尘埃吸湿沉降于地，胆经上部经脉落下的经水也渗入脾土中，脾土固化于穴周，脾土中的水湿大量气化，如同脾土尘埃的堆积之场和脾气的生发之地，所以名"阳陵泉"。

功效：降浊除湿。

主治

（1）按摩这个穴位能疏泄肝胆、清利湿热、舒筋健膝。

（2）按摩这个穴位对抽筋、筋骨僵硬、酸痛有特效。

（3）长期按压这个穴位，对胃溃疡、肝炎、胆石病、肋间神经痛、肩关节痛、膝关节痛、下肢麻木瘫痪、胆绞痛、胆囊炎、胆道蛔虫、足内、耳鸣、耳聋等疾病，具有很好的改善、医治和保健作用。

配伍治病

（1）治半身不遂：阳陵泉穴配曲池穴。

（2）治胸胁痛：阳陵泉穴配足三里穴和上廉穴

（3）治小儿黄疸：阳陵泉穴配日月穴、期门穴、至阳穴。

父母取穴按摩法

（1）患儿仰卧。

（2）父母用手掌轻握左脚膝盖的前下方，四指向内，大拇指向外。

（3）大拇指弯曲，用指腹垂直揉按患儿穴位，有酸、胀、痛的感觉。

（4）先左后右，两侧穴位每次各揉按1~3分钟。

取穴　按摩

精确取穴

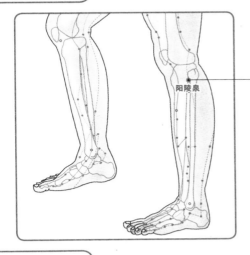

阳陵泉

阳陵泉穴位于人体的膝盖斜下方，小腿外侧之腓骨小头稍前凹陷中

取穴技巧

正坐，垂足，约成90°，上身稍前俯，用右手手掌轻握左脚膝盖前下方，四指向内，大拇指指腹所在位置的穴位即是

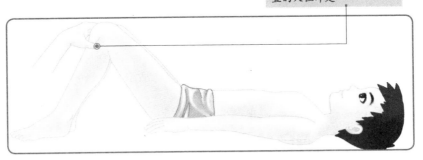

父母按摩

父母弯曲大拇指，指腹垂直揉按穴道，有酸、胀、痛的感觉。每次左右各揉按1~3分钟，先左后右。

程度	拇指压法	时间/分钟
重		1~3

10 足临泣穴 揉揉脚，治儿童头痛

| 主治 | 胆经头痛 | 腰痛 | 肌肉痉挛 | 眼疾 |

《甲乙经》云："胸痹心痛，不得息，痛无常处，临泣主之。"《大成》云："乳肿痛，足临泣。"《图翼》云："主治胸满气喘，目眩心痛，缺盆中及腋下马刀疡，痹痛无常。"《金鉴》说它能治"脑卒中手足举动难，麻痛发热，筋拘挛，头风肿痛连腮项，眼赤而疼合头眩"等等。根据医书上的记载，经常揉按此穴可以治疗头痛、头眩、目涩、身痹、寒热、胸胁支满、喘气、手足脑卒中不举、痛麻发热拘挛、筋牵、腿疼、眼肿赤疼、齿痛、耳聋、咽肿等疾患。

命名：足，指穴位在足部；临，居高临下的意思；泣，眼泪。"足临泣"指胆经的水湿风气在此化雨冷降。本穴物质为丘墟穴传来的水湿风气，到达本穴后，水湿风气化雨冷降，气血的运行变化就像泪滴从上面滴落一样，所以名"足临泣"。

功效：清头目，利胸胁，祛风，泻火。

主治

（1）此穴位对头痛、目外眦痛、目眩、瘰疬、胁肋痛、疟疾、痹痛不仁、足跗肿痛、胆经头痛、肌肉痉挛、眼疾、结膜炎、胆囊炎、脑卒中、神经官能症等疾病，都具有良好的疗效。

（2）配丘墟穴、解溪穴、昆仑穴，具有通经活络、消肿止痛的作用，能够治疗足跗肿痛；配风池穴、太阳穴、外关穴，有祛风、活络、止痛的作用。

配伍治病

（1）治痹证：足临穴泣配三阴交穴。

（2）治清热解毒，消肿止痛：足临泣穴配肩井穴。

（3）治偏头痛：足临穴泣配太阳穴、风池穴。

父母取穴按摩法

（1）患儿正坐、垂足，抬起左脚翘放在座椅上，父母轻轻握住患儿脚趾，四指在下，大拇指弯曲，用指甲垂直轻轻掐按穴位。

（2）父母用大拇指的指腹按揉患儿穴位，有酸、胀、痛的感觉。

（3）先左后右，两侧穴位每次按揉 1 ～ 3 分钟。

取穴 按摩

精确取穴

位于足背外侧，第四趾关节的后方，小趾伸肌腱的外侧凹陷处

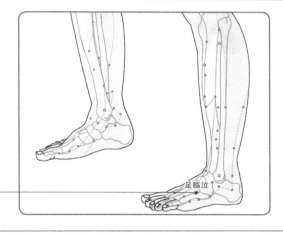

足临泣

取穴技巧

正坐，垂足，抬左足翘置于座椅上，伸左手，轻握左脚趾，四指在下，弯曲大拇指，用指甲垂直轻轻掐按穴位即是

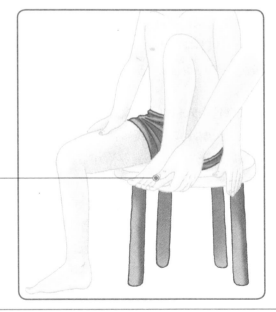

父母按摩

父母用大拇指指腹揉按穴位，有酸、胀、痛的感觉。每次左右各揉按 1~3 分钟，先左后右。

程度	拇指压法	时间 / 分钟
重		1~3

11 足窍阴穴 儿童止痛定咳顺气必点穴

主 治 | **头痛** | **心烦** | **咳逆不得息**

在古代医书中，关于足窍阴穴的作用有不少记载，说此穴能够治疗"胁痛不得息、咳而汗出、手足厥冷、烦热、转筋、头痛、喉痹、舌卷干、耳聋、耳鸣、痈疽、胆寒不得卧、梦魇、肘臂不举"等病症。关于这个穴位的位置，据《灵枢·本输》云："足小指次指之端也。"《甲乙经》云："去爪甲如韭叶。"《医学入门》云："足第四指端外侧。"

命名：足，指穴位在足部；窍，空窍的意思；阴，指穴内物质为阴性水液。本穴为胆经体内与体表经脉的交会点，由于胆经体表经脉的气血物质为地部经水，位于高位，因此沿本穴的地部孔隙回流体内，所以名"足窍阴"。因为本穴有地部孔隙连通体内，所以是胆经井穴。在五行中，这个穴位属金。

功效：泄热，利胁，通窍。

主治

（1）按摩这个穴位具有泄热、利胁、通窍的作用。

（2）经常按摩此穴，可缓解偏头痛、目眩、目赤肿痛、耳聋、耳鸣、热病等症。

（3）按摩这个穴位，还能够治疗脑贫血、胆道蛔虫症。

配伍治病

（1）治小儿胆道蛔虫病：足窍阴穴配足三里穴、阳陵泉穴、内关穴。

（2）治小儿多梦：足窍阴穴配百会穴、翳风穴、合谷穴、足三里穴、三阴交穴。

（3）治神经性头痛：足窍阴穴配太冲穴、太溪穴和内关穴。

（4）治胆道疾患：足窍阴穴配阳陵泉穴、期门穴、支沟穴和太冲穴。

（5）治喉痹：足窍阴穴配少商穴、商阳穴。

父母取穴按摩法

（1）患儿正坐、垂足，抬起左脚翘放在座椅上，父母伸出手，轻轻握住患儿脚的脚趾，四指在下，大拇指弯曲，用指甲垂直轻轻掐按穴位。

（2）用大拇指的指腹按揉穴位，会有酸、胀、痛的感觉。

（3）先左后右，两侧穴位每次各按揉 1～3 分钟。

取穴　按摩

精确取穴

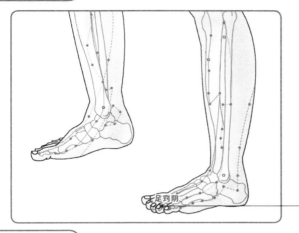

足窍阴

该穴位于人体脚背部的第四趾末节外侧，距趾甲角 0.1 寸

取穴技巧

正坐，垂足，抬左足翘置于座椅上，伸左手，轻握左脚趾，四指在下，弯曲大拇指，用指甲垂直轻轻掐按穴位即是

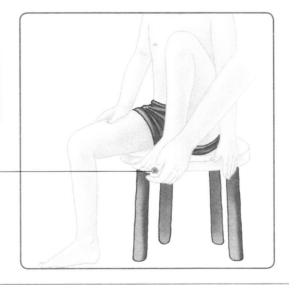

父母按摩

用大拇指指腹揉按穴位，有酸、胀、痛的感觉。每次左右各揉按 1~3 分钟，先左后右。

程度	拇指压法	时间 / 分钟
重		1~3

第十二章 足厥阴肝经穴

足厥阴肝经沿行路线不长，穴位不多，但是作用一点也不小，可以说是护身卫体的大将军，它起于脚大拇趾内侧趾甲边缘上，向上到脚踝，然后沿着腿的里面向上走，在肾经和脾经的中间，最后到达肋骨边缘。在《灵枢·经脉》中有关此经的病症记载「腰痛不可以俯仰，丈夫㿉疝，妇人少腹肿，甚则嗌干，面尘脱色。」主治胸胁、肝胆病症、热性病、神经系统病症和头侧部、眼、耳、咽喉病症，以及本经脉所经过部位之病症。

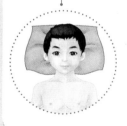

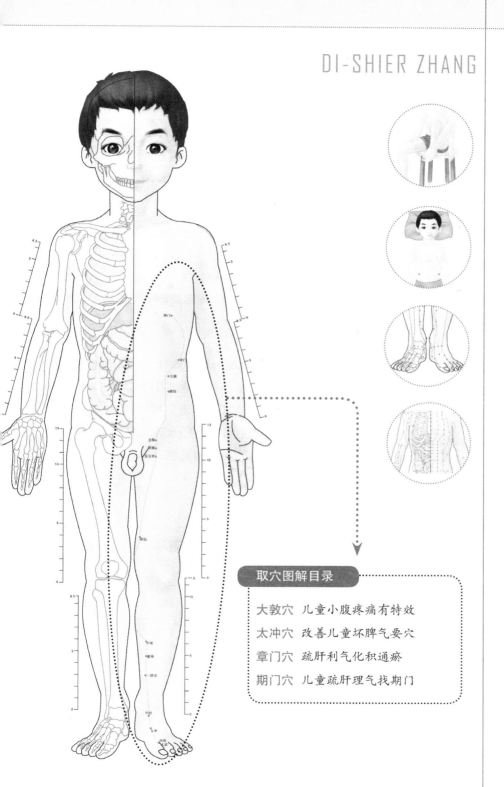

本章看点

取穴图解目录

01 大敦穴 儿童小腹疼痛有特效

主 治 **目眩** **腹痛** **肌肋痛** **冷感症**

据中国医典古籍记载，大敦穴对治疗"昏厥，卒疝暴痛、脐腹痛、腹胀，小腹中热、石淋、尿血、小便难、遗尿，胁下若满，眩冒、善寐、目不欲视、卒心痛、太息、哕噫、大便秘结、癫狂、小儿惊风、手足拘急、足肿"等疾患，具有良好的效果。《灵枢·本输》中说这个穴位在"足大指之端及三毛之中也"；《甲乙经》云："去爪甲如韭叶及三毛中。"《针经摘英集》云："在足大指外侧端。"《针灸集成》云："足大指爪甲根后四分，节前。"

命名： 大敦，大树敦的意思，这里指穴内气血的生发特性。本穴物质为体内肝经外输的温热水液，本穴又是肝经之穴，水液由本穴的地部孔隙外出体表后蒸升扩散，表现出春天般的生发特性，就犹如大树敦在春天生发新枝一样，所以名"大敦"，也称"水泉穴""大顺穴"。"水泉"的意思是指体内肝经水液源源不断由此穴外输体表。"大顺"指体内肝经外出体表的水液全部汽化后向天部而行。

功效： 疏肝治疝，理血，清神。

主治

（1）这个穴位具有疏肝治疝、理血、清神的作用。

（2）按摩这个穴位，对疝气、血崩、尿血、癃闭、小儿遗尿、淋疾、癫狂、痫症、小腹疼痛等病症，具有良好的疗效。

配伍治病

（1）治小儿癫痫：大敦穴配内关穴和水沟穴。

（2）治小儿遗尿（3岁以上）：大敦穴配肾俞穴、关元穴、三阴交穴、足三里穴。

（3）治小肠气痛：大敦穴配长强穴、大敦穴。

父母取穴按摩法

（1）患儿正坐垂足，把一脚抬起放在座椅上。

（2）父母用左手轻轻握住患儿脚的脚趾，四指在下，大拇指在上，大拇指弯曲，用指甲尖垂直掐按患儿穴位，有刺痛的感觉。

（3）先左后右，两侧穴位每天各掐按 3 ~ 5 分钟。

取穴 按摩

精确取穴

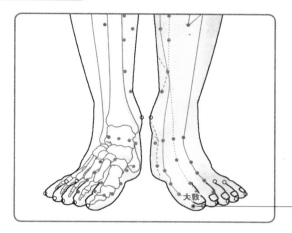

大敦

人体大敦穴位于足大趾末节外侧，距趾甲角 0.1 寸

取穴技巧

正坐垂足，屈曲左膝，抬左足置于椅上，用左手轻握左脚趾，四指在下，弯曲大拇指，以指甲尖垂直掐按穴位即是

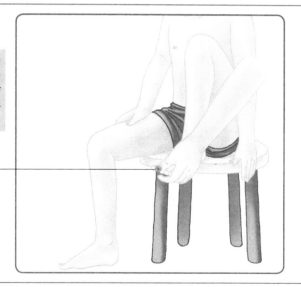

父母按摩

父母用大拇指指腹揉按穴位，有酸、胀、痛的感觉。每次左右各揉按 3~5 分钟，先左后右。

程度	拇指压法	时间 / 分钟
重		3~5

太冲穴 改善儿童坏脾气要穴

> **主治** **目眩** **腹痛** **肌肋痛** **冷感症**

中医认为，肝为"将军之官"，主怒。人在生气发怒的时候，体内能量往往走的是肝经的路线。所以，人在生气发怒时，肝也会多多少少受到影响，作为肝经上的穴位，太冲穴就会出现异常现象，例如出现压痛感、温度或色泽发生变化、对外界更加敏感等。所以，脾气不好，经常生气、动怒的孩子，父母不妨给孩子按摩一下太冲穴，这个穴位能够有效化解心中的怒气，疏解情绪，消除心胸的不适之感。关于这个穴位，据《灵枢·本输》记载，"行间上二寸陷者之中也"；《甲乙经》云："在足大指本节后二寸，或曰一寸五分陷者中。"

命名：太，大的意思；冲，冲射之状；"太冲"的意思是指肝经的水湿风气在此穴位向上冲行。本穴物质为行间穴传来的水湿风气，到达本穴后，因受热胀散，化为急风冲散穴外，所以名"太冲"，也名"大冲穴"。本穴物质为热胀的风气，在本穴为输出之状，所以是肝经俞穴，在五行中属土。

功效：平肝，理血，通络。

主治

（1）按摩该穴位，具有平肝、理血、通络之作用，能使头痛、眩晕、失眠、肝炎等症状都得到调理和缓解。

（2）长期按压这个穴位，肠炎、便秘等病症，具有很好的改善和保健作用。

配伍治病

（1）治四肢抽搐：太冲穴配合谷穴。

（2）治头痛、眩晕：太冲穴配丝竹空穴、中渚穴。

（3）治贫血：太冲穴配太溪穴、血海穴。

父母取穴按摩法

（1）患儿正坐垂足，曲左膝，把脚举起放在座椅上，父母手掌朝下放在脚背上，中指弯曲，中指的指尖所在的部位就是该穴。

（2）用食指和中指的指尖从下往上垂直按揉，有胀、酸、痛感。

（3）两侧穴位，先左后右，每次各揉按3~5分钟。

取穴　按摩

精确取穴

该穴位于人体脚背部
第一、二跖骨结合部
之前凹陷处

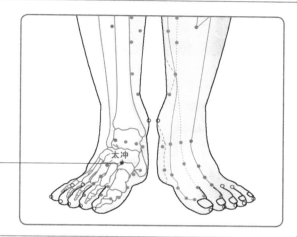

太冲

取穴技巧

正坐，垂足，曲左膝，举脚置
座椅上，臀前，举左手，手掌
朝下置于脚背，弯曲中指，中
指指尖所在的位置即是

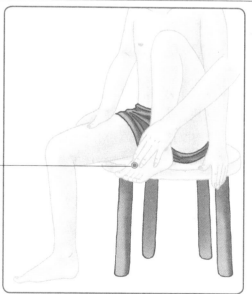

父母按摩

父母以食指和中指指尖垂直由下往
上揉按，有特殊胀、酸、疼痛的感
觉。每次左右各按揉 3~5 分钟，先
左后右。

程度	二指压法	时间 / 分钟
轻		3~5

03 章门穴 疏肝利气化积通瘀

主 治　　胸瘀闷　　胃痉挛　　肝气瘀结

《甲乙经》记载："腰痛不得转侧，章门主之。"《千金方》云："主饮食不化，入腹不出，热中不嗜食，若吞而闻食臭，伤饱，身黄，痛嬴瘦。"《图翼》云："主治两胁积气如卵石，膨胀肠鸣，食不仅经，胸胁痛。"上面这些记载都详细说明了章门穴的作用。如果你的孩子遇到心胸郁闷、胀满、烦热、口干、不想吃东西、面黄肌瘦、身体虚弱、全身无力的情况，按压此穴便能缓解情况。

命名：章，大木材的意思；门，出入的门户。"章门"的意思是指肝经的强劲风气在此穴位风停气息。本穴物质为急脉穴传来的强劲风气，到达本穴后，此强劲风气风停气息，就如同由此进入了门户一样，所以名"章门"。

功效：调理肝肾，熄风开窍，安神定痫，理血。

主治

（1）按摩这个穴位，对腹痛、腹胀、肠鸣、泄泻、呕吐、神疲肢倦、胸胁疼痛、黄疸、痞块、小儿疳积、腰脊疼痛等症状，具有明显的疗效。

（2）长期按摩这个穴位，对肝气郁结、胃痉挛、肝脾肿大、肝炎、肠炎、泄泻等疾患，具有治疗、调理和改善作用。

配伍治病

（1）治荨麻疹：章门穴配足三里穴。

（2）治肝脾不和之腹胀：章门穴配天枢穴、脾俞穴、中脘穴和足三里穴。

（3）治疝气：章门穴配气海穴、地机穴。

（4）治肝硬化腹水、肾炎：章门穴配肾俞穴、肝俞穴、水道穴、京门穴、阴陵泉穴、阳谷穴和气海穴。

父母取穴按摩法

（1）患儿正坐或仰卧，两只手的手掌心向下，指尖朝下放在双乳下，肋骨上。

（2）父母用大拇指、食指直下掌根处像鱼一样的肉厚处部位，即鱼际，揉按穴位，并有胀痛的感觉。

（3）左右两侧穴位，每次揉按1~3分钟，也可以两侧穴位同时按揉。

取穴　按摩

精确取穴

该穴位于人体的侧腹部，当第11肋游离端的下方

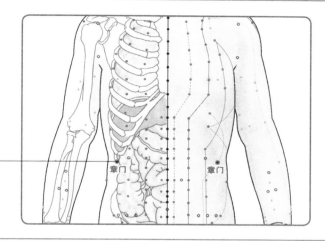

章门　章门

取穴技巧

正坐或仰卧，双手掌心向下，指尖朝下，放在双乳下，肋骨上。用大拇指、食指直下掌根处，形状像条鱼一般肉厚处所按穴位即是

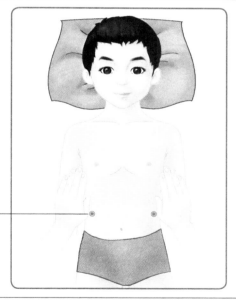

父母按摩

父母用大拇指、食指直下掌根处，形状像鱼一般肉厚处圆形揉按穴位，有胀痛的感觉。每次左右各（或双侧同时）揉按1~3分钟。

程度	拇指压法	时间 / 分钟
轻		1~3

04 期门穴 儿童疏肝理气找期门

| 主 治 | 胸胁胀满疼痛 | 呕吐 | 呃逆 | 吞酸 | 腹胀 |

《甲乙经》云："足太阳、厥阴、阴维之会。"《千金方》云："主喘逆卧不安，咳胁下积聚。"《铜人》云："治胸中烦热，贲豚上下，目青而呕，霍乱泻痢，腰坚硬，大喘不得安卧，胁下积气。"《大成》云："胸连胁痛，期门、章门、丘墟、行间、涌泉。"上述说明了期门穴的作用。如果为琐事不顺而动气，或者因为气候变化，气郁不舒，按压这个穴位可以有很好的缓解和治疗效果。

命名：期，期望、约会；门，出入的门户。"期门"是指天之中部的水湿之气从此穴位输入肝经。本穴因其位于人体前正中线及侧正中线的中间位置，既不阴又不阳，既不高也不低，既无热气在此冷降，也无经水在此停住，故作为肝经募穴，尽管穴内气血空虚，却募集不到气血物质，只有期望等待，因此名"期门"。

功效：募集天之中部的水湿风气。

主治

（1）按摩此穴有疏肝、利气、化积通瘀的作用，能治疗肋间神经痛、肝炎、肝肿大、胆囊炎、胸胁胀满等疾患。

（2）长期按摩此穴，对腹胀、呕吐、乳痛等症状，具有很好的缓解、改善作用。

配伍治病

（1）治疝气：期门穴配大敦穴。

（2）治胆囊炎、胆结石：期门穴配肝俞穴、公孙穴、中脘穴和太冲穴。

（3）治呕吐、呃逆、泄泻：期门穴配肝俞穴、公孙穴、太冲穴、内关穴。

（4）疏肝、活血化瘀：期门穴配肝俞穴和膈俞穴。

（5）治黄疸、疏肝利胆：期门穴配阳陵泉穴和中封穴。

父母取穴按摩法

（1）患儿正坐或仰卧，双手下垂，父母举起双手，手掌心向下，指尖相对，放在患儿双乳下，肋骨上。

（2）父母用拇指和食指直下掌根处像一条鱼的部位，按揉穴位，有胀痛的感觉。

（3）左右两穴位，每次按揉1~3分钟，或者两侧穴位同时按揉。

取穴　按摩

精确取穴

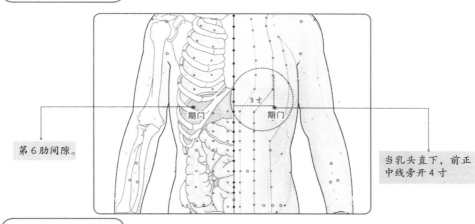

第6肋间隙。

当乳头直下，前正中线旁开4寸

取穴技巧

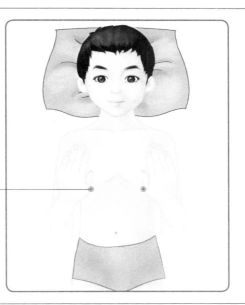

正坐，举双手，掌心向下，指尖相对，放在双乳下，肋骨上，大拇指，食指直下掌根处的鱼际所按穴位即是

父母按摩

父母用大拇指、食指直下掌根处，揉按穴位，有胀痛的感觉。每次左右各（或双侧同时）揉按3~5分钟。

程度	拇指压法	时间 / 分钟
轻		3~5

第十二章 督脉经穴

人体奇经八脉之一。督脉总督一身之阳经，六条阳经都与督脉交会于大椎，督脉有调节阳经气血的作用，故称为「阳脉之海」。主生殖功能，特别是男性生殖机能。督脉起于胞中，下出会阴，后行于腰背正中，沿脊柱上行，经项部至风府穴，进入脑内，再回出上至头项，沿头部正中线，经头顶、额部、鼻部、上唇，到唇系带处。该经脉发生病变，主要表现为脊柱强直、角反张、头重痛、项强、眩晕、癫痫、癃闭、遗溺、痔疾、妇女不孕等。

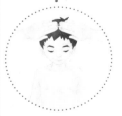

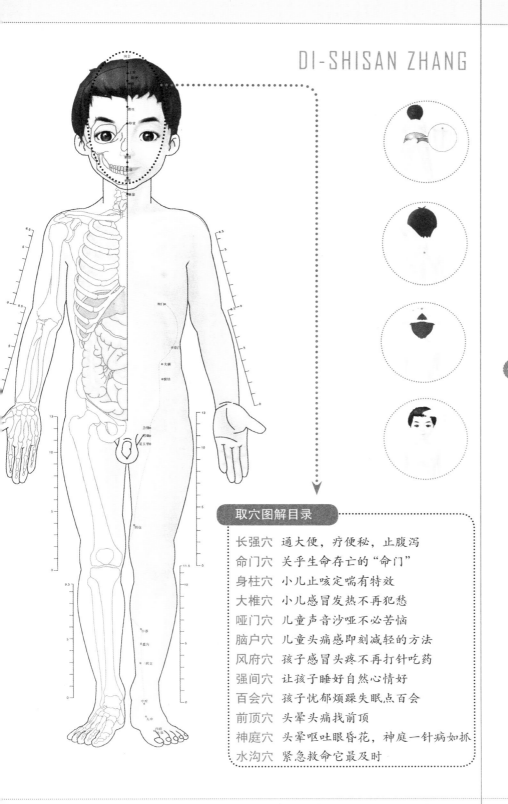

01 长强穴 通大便，疗便秘，止腹泻

(主 治) (肠炎) (腹泻) (便血) (脱肛)

长强穴能够促进直肠的收缩，使大便通畅，还能有效治疗便秘，对人体内部肠胃排毒具有很好的调理作用。关于此穴，《聚英》中云："足少阴、少阳结会，督脉别走任脉。"《铜人》中说："针入三分，抽针以太痛为度……灸然不及针。"《图翼》中说："一经验治少年注夏羸瘦，灸此最效。"由此可见，古代医师早已发现了长强穴在人体治疗疾患中的重要作用。

命名： 长，长久的意思；强，强盛的意思；"长强"是指胞宫中的高温高压水湿之气由此穴位外输体表。本穴为督脉之穴，其气血物质来自胞宫，温压较高，向外输出时既强劲又饱满，并且源源不断，所以名"长强"。

功效： 清热通便，活血化瘀，益气升阳。

主治

（1）按摩此穴，能促进直肠的收缩，使大便畅通治疗便秘，并且能迅速止腹泻。

（2）长期坚持按压这个穴位，具有通任督、调肠的作用，对肠炎、腹泻，便血、小儿脱肛等疾患，都具有良好的治疗效果。

（3）长期按压此穴，能有效缓解阴囊湿疹、精神分裂，癫痫、腰神经痛等病症。

（4）配小肠俞穴，有行气通、分清泌浊的作用，能够治疗大小便困难；配身柱穴，有行气通督的作用，能治疗脊背疼痛；配百会穴，有通调督脉、益气升阳的作用。

配伍治病

（1）治便秘、活血化瘀：长强穴配承山穴。

（2）治小儿惊风：长强穴配命门穴、大椎穴。

（3）治脱肛，头昏：长强穴配百会穴。

父母取穴按摩法

（1）患儿俯卧，父母将手放在患儿臀后尾骨端与肛门连线的中点处。

（2）用中指用力揉按穴位，便秘、腹泻或者有痔疮的人，会感到酸胀的，同时会感觉酸胀感向体内和四周扩散。

（3）每天分别用左右两手各揉按1~3分钟，先左后右。

取穴　按摩

精确取穴

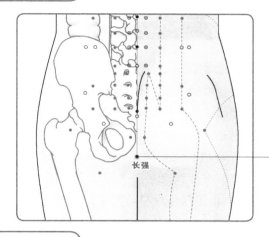

长强

长强穴位于人体的尾骨端下，当尾骨端与肛门连线的中点处

取穴技巧

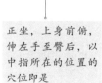

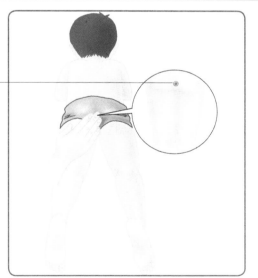

正坐，上身前俯，伸左手至臀后，以中指所在的位置的穴位即是

父母按摩

父母以中指和食指用力揉按穴道，会有酸胀的感觉，向里面以及四周扩散。每次用左右手各揉按 1~3 分钟，先左后右。

程度	二指压法	时间 / 分钟
轻		1~3

02 命门穴 关乎生命存亡的"命门"

主治 **腰痛** **腰扭伤** **坐骨神经痛**

医史记载，雷公问岐伯："十二经各有一主，主在何经？"岐伯答："肾中之命门为十二经之主也。"雷公不同意。岐伯答："……人非火不生，命门属火，先天之火也……人身先生命门而后生心……十二经非命门不生……故心得命门，而神明应物也；肝得命门，而谋虑也；胆得命门，而决断也；胃得命门，而受纳也；脾得命门，而转输也；肺得命门，而治节也；大肠得命门，而传导也；小肠得命门，而布化也；肾得命门，而作强也……是十二经为主之官，而命门为十二官之主……"这段话形象地概括了人体命门的重要意义。

命名： 命，人的根本；门，出入的门户；"命门"指人体脊骨中的高温高压阴性水液由此穴外输督脉。本穴因其位于腰背正中部位，内连脊骨，在人体重力场中位置低下，脊骨内的高温高压阴性水液由此穴外输体表督脉，本穴外输的阴性水液有维系督脉气血流行不息的作用，是人体生命之本，故称"命门"。

功效： 调补肾气。

主治

（1）按摩此穴对肾气不足、精力衰退，有固本培元的作用，对腰痛、腰扭伤、坐骨神经痛有明显疗效。

（2）经常按摩此穴能治疗阳痿、遗精、月经不调、头痛、耳鸣，四肢冷等疾患。

配伍治病

（1）治小儿遗尿：命名穴配肾俞穴、涌泉穴。

（2）治破伤风抽搐：命门穴配百会穴、筋缩穴和腰阳关穴。

（3）治五更泄：命门穴配天枢穴、气海穴、关元穴。

父母取穴按摩法

（1）患儿背坐或俯卧，双手下垂。

（2）父母用手中指的指腹按住穴位，右手中指的指腹压在左手中指的指甲上。

（3）双手中指同时用力揉按患儿穴位，有酸、胀，疼痛的感觉。

（4）左右手中指轮流在下按揉穴位，先左后右，每次揉按3~5分钟。

取穴 按摩

精确取穴

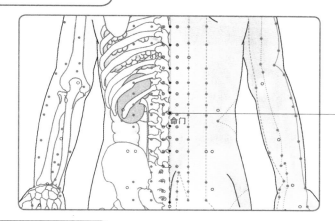

命门

在第二腰椎棘突下（两侧肋下缘、连线中点，一般与肚脐正中相对），即肚脐正后方处即是

取穴技巧

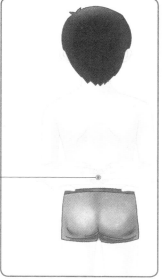

正坐，伸两手至背腰后，大指在前，四指在后。左手中指指腹所在位置的穴位即是

父母按摩

父母双手中指同时出力揉按穴位，有酸、胀，疼痛的感觉。每次左右手中指在下各揉按 3~5 分钟，先左后右。

程度	中指折叠法	时间 / 分钟
重		3~5

03 身柱穴 小儿止咳定喘有特效

主治	气喘	感冒	咳嗽	肺结核

顾名思义，身柱就是指身体的支柱。这个穴位几乎能通治小儿之病。幼儿的脏腑娇嫩，功能还没有健全，特别是肺和脾脏的功能较弱，因此很容易患上感冒、发热、咳嗽、哮喘、腹泻、消化不良等疾病。此时，按摩孩子的身柱穴就具有很好的防治作用。另外，经常按摩这个穴位还具有益智健脑的作用。

命名：身，身体的意思；柱，支柱的意思；"身柱"的意思是指督脉气血在此处穴位吸热后，化为强劲饱满之状。本穴物质为神道穴传来的阳气，到达本穴后，此气因受体内外传之热而进一步胀散，胀散之气充斥穴内，并快速沿督脉传送，使督脉的经脉通道充胀，如皮球充气而坚，可承受重负一样，所以名"身柱"。

功效：益智健脑，行气疏风。

主治

（1）经常按摩此穴，对气喘、感冒、咳嗽、肺结核，以及因为咳嗽导致的肩背疼痛等疾患，具有特殊的疗效。

（2）按摩此穴，可有效缓解虚劳咳、支气管炎、肺炎、百日咳，疔疮肿毒等。

（3）按摩此穴，可有效改善脊背强痛、小儿抽搐、癔症、热病、脑卒中不语等症。

配伍治病

（1）治头疼、目眩：身柱穴配本神穴。

（2）治肺热、咳嗽：身柱穴配风池穴、合谷穴和大椎穴。

（3）治癫狂痫：身柱穴配水沟穴、内关穴、丰隆穴和心俞穴。

（4）治疗疮毒：身柱穴配灵台穴、合谷穴和委中穴。

父母取穴按摩法

（1）患儿背坐或俯卧，双手下垂，父母把手放到患儿背后正中线，第三胸椎棘突下凹陷中所在位置即是穴位。

（2）父母用中指的指尖揉按患儿穴位，有刺痛的感觉。

（3）两侧穴位先左后右，每次各揉按3~5分钟。

取穴 按摩

精确取穴

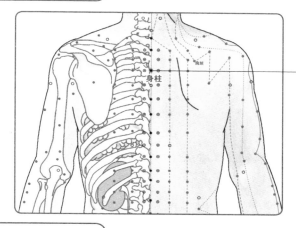

人体身柱穴位于背部，当后正中线上，第三胸椎棘突下凹陷中

取穴技巧

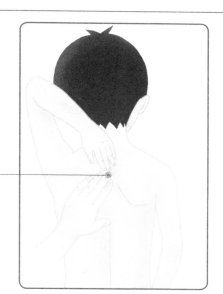

正坐或俯卧，伸左手由肩上尽力向后，中指指尖所在的位置即是

父母按摩

父母把食指叠加在中指指背上一起用力揉按穴道，有刺痛的感觉。每次左右手各揉按 3~5 分钟，先左后右。

程度	中指折叠法	时间 / 分钟
重		3~5

04 大椎穴 小儿感冒发热不再犯愁

主 治 感冒 肩背痛 头痛 咳嗽 气喘

据《甲乙经》记载，此穴位是"三阳、督脉之会"；《图翼》中云："又治颈瘿、灸百壮，及大椎两边相去各一寸半少垂下，各三十壮。"《千金方》云："凡灸疟者，必先问其病之所先发者先灸之。从头项发者，于未发前预灸大椎尖头，渐灸过时止；从腰脊发者，灸肾俞百壮；从手臂发者，灸三间。"《普济》云："灸以年为壮。"刮按孩子的大椎穴，具有迅速退热的作用。

命名：大，多的意思；椎，锤击之器，这里指穴内的气血物质实而非虚。"大椎"的意思是指手足三阳的阳热之气由此处汇入本穴，并与督脉的阳气上行头颈。本穴物质一为督脉陶道穴传来的充足阳气，二为手足三阳经外散于背部阳面的阳气，穴内的阳气充足满盛，如椎一样坚实，故名"大椎"。

功效：解表清热，止咳定喘。

主治

（1）按摩这个穴位，有解表通阳、清脑宁神的作用，能够快速退热。

（2）按摩这个穴位，还能够治疗感冒、肩背痛、头痛、咳嗽、气喘、中暑、支气管炎、湿疹、血液病等疾患。

（3）坚持长期按摩和针灸这个穴位，还能够有效治疗体内寄生虫、扁桃腺炎、尿毒症等。

配伍治病

（1）治伤寒发热、头昏：大椎穴配合谷穴、中冲穴。

（2）治虚损、盗汗、劳热：大椎穴配肺俞穴。

（3）治预防流脑：大椎穴配曲池穴。

父母取穴按摩法

（1）患儿背坐或俯卧，父母把手放在背后正中线，第七颈椎棘突下凹陷处即是。

（2）大拇指的指尖向下，用指腹或指尖揉按穴位，有酸痛和胀麻的感觉。

（3）两侧穴位先左后右，每次各揉按1~3分钟。

（4）父母屈起食指，或者用刮痧板，帮助刮擦穴位，效果更好。

取穴 按摩

精确取穴

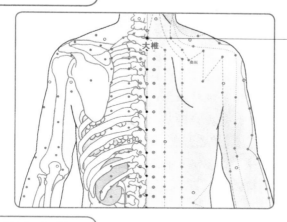

大椎穴位于人体的颈部下端，第七颈椎棘突下凹陷处

取穴技巧

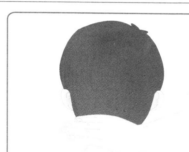

正坐或俯卧，伸左手由肩上反握对侧颈部，虎口向下，四指扶右侧颈部，指尖向前，大拇指腹所在位置的穴位即是

父母按摩

父母大拇指指尖向下，用指腹（或指尖）揉按穴位，有酸痛、胀麻的感觉。每次左右各揉按 1~3 分钟，先左后右。

程度	拇指压法	时间 / 分钟
轻		1~3

05 哑门穴 儿童声音沙哑不必苦恼

> 主治 | 舌缓不语 | 音哑 | 头重 | 头痛

孩子有时会出现声音沙哑的状况。父母只要按摩一下儿童的哑门穴，就能够使症状得到缓解。但是，这个穴位也很特殊，因为如果按摩或者针灸的方法不对，不但治不了病，反而可能会引起失声等后遗症。所以，父母在给孩子按摩这个穴位的时候，一定要慎重。据《甲乙经》记载，哑门穴是"督脉、阳维之会"，并说它"不可灸，灸之令人喑"；《圣济》中云："脑后哑门穴，不可伤，伤即令人哑。宜针人中、天突二穴，可二分。"《大成》云："仰头取之。"

命名：哑，发不出声的意思，这里指阳气在此开始衰败；门，出入的门户；"哑门"的意思是指督阳气在此处散热冷缩。本穴物质为大椎穴传来的阳热之气，到达本穴后，因其热散而收引，阳气的散热收引太过则使人不能发声，因此名"哑门"，即失语之意，也称"舌厌穴""横舌穴""舌黄穴""舌肿穴"。

功效：醒脑开窍、散寒祛湿。

主治

（1）按摩这个穴位，能够有效治疗舌缓不语、音哑、头重、头痛、颈项强急、脊强反折、脑卒中尸厥、癫狂、痫症、癔症、衄血、重舌、呕吐等疾患。

（2）长期按摩这个穴位，对失眠、精神烦躁、鼻出血、瘫痪也具有明显疗效。

（3）长期配伍按摩具有通阳开窍、醒脑开窍、散寒去湿等作用。

配伍治病

（1）治喑哑：哑门穴配风府穴、合谷穴。

（2）治头痛：哑门穴配通天穴、跗阳穴。

（3）治舌强不语：哑门穴配关冲穴。

父母取穴按摩法

（1）患儿背坐，父母把手伸到患儿颈后，放在后脑处，手掌心向头，扶住后脑勺，四指的指尖向头顶，大拇指的指腹所在的部位就是这个穴位。

（2）大拇指的指尖向下，用指腹或者指尖按揉穴位，有酸痛和胀麻的感觉。

（3）先用左手，后用右手，分别按揉穴位，每次按揉3～5分钟。

取穴　按摩

精确取穴

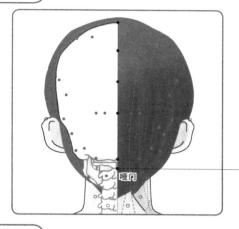

位于项部，当后发际正中直上0.5寸，第一颈椎下

哑门

取穴技巧

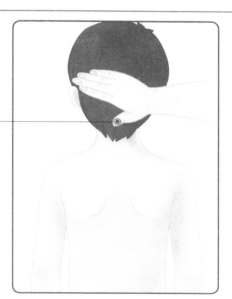

正坐，伸左手过颈，置于后脑处，掌心向头，扶住后脑勺，四指指尖向头顶，拇指指腹所在的穴位即是

父母按摩

父母大拇指指尖向下，用指腹（或指尖）揉按穴位，有酸痛、胀麻的感觉。每次左右各揉按3~5分钟，先左后右。

程度	拇指压法	时间／分钟
轻	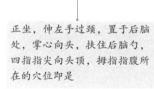	3~5

第十三章　督脉经穴

06 脑户穴 儿童头痛感即刻减轻的方法

| 主 治 | 头重 | 头痛 | 面赤 | 目黄 | 眩晕 |

父母按摩患儿的脑户穴，能有效治疗头痛。据《甲乙经》记载，这个穴位是"督脉、足太阳之会"；《素问》中云："刺中脉户，入脑立死。"《聚英》曰："引铜人，禁灸，灸之令人哑，或灸七壮，妄灸令人喑。"上面这些描述，说明了此穴的性质和意义，也提到了它的特殊性。利用此穴治疗疾患时要特别小心，例如在对它进行针灸的时候，若不小心让针刺到了脑髓，病人会立刻死亡。

命名：脑，大脑的意思；户，出入的门户。"脑户"指督脉气血在此变为天之下部的水湿云气。本穴物质为风府穴传来的水湿风气和膀胱经外散而至的寒湿水气，到达本穴后，二气相合变为天之下部的水湿云气，此气能随人体所受风寒冷降归地并入于脑，所以名"脑户"，也称"匝风""合颅""仰风""会颅""迎风"。

功效：降浊升清。

主治

（1）按摩这个穴位，能够治疗头晕、项强、失音、癫痫。

（2）长期按摩这个穴位，对头重、头痛、面赤、目黄、眩晕、面痛、音哑、项强、癫狂痫症、舌本出血、瘿瘤等疾患有良好的疗效。

（3）经常配伍按摩，具有行气去湿、疏肝泄胆、清热去湿、行气散结的作用，能治瘿瘤。

配伍治病

（1）治目黄、食欲不振：脑户穴配胆俞穴、意舍穴。

（2）治头重、头痛：脑户穴配通天穴、脑空穴。

（3）治癫狂痫：脑户穴配人中穴、太冲穴和丰隆穴。

父母取穴按摩法

（1）患儿背坐，父母两手放在患儿后脑处，手掌心向头，扶住后脑勺，四指的指尖向头顶，大拇指的指腹所在的部位就是这个穴位。

（2）大拇指的指尖相互叠加向下，用指腹或指尖按揉穴位，有酸痛胀的感觉。

（3）分别用两手轮流按揉穴位，先左后右，每次按揉 3 ~ 5 分钟。

取穴 按摩

精确取穴

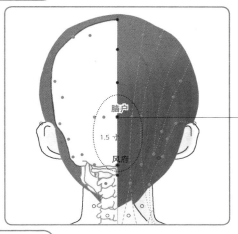

脑户穴位于人体的头部，风府穴上1.5寸，枕外隆凸的上缘凹陷处

脑户

1.5寸

风府

取穴技巧

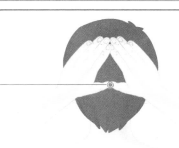

正坐，伸两手过颈，置于后脑处，掌心向头，扶住后脑勺，四指指尖向头顶，拇指指腹所在的穴位即是

父母按摩

父母大拇指指尖相互叠加向下，用指腹（或指尖）揉按穴位，有酸痛、胀麻的感觉。每次各揉按3~5分钟。

程度	拇指压法	时间 / 分钟
重		3~5

07 风府穴 孩子感冒头疼不再打针吃药

| 主 治 | 头痛 | 眩晕 | 脑卒中舌缓 | 暴瘖不语 |

如果不小心患上了风寒感冒、头痛等，尤其感到后脑疼痛、颈项肩背僵硬、头不能回顾时，只要按压一下风府穴，《针灸聚英》曰："项后入发际一寸，大筋内宛宛中，疾言其肉立起，言休立下。"据《甲乙经》记载，此穴位是"督脉、阳维之会"；《资生经》中说："风府者，伤寒所自起，壮人以毛裹之，南人怯弱者，亦以帛护其项。"《扁鹊心书》云："但此穴入针，人即昏倒，其法向右耳入三寸，则不伤大筋而无晕，乃千金妙法也。"这些描述，既指出了此穴位的性质，也指明了它的特殊性。

命名： 风，穴内气血为风气；府，府宅的意思；"风府"是指督脉之气在此吸湿化风。本穴物质为哑门穴传来的天部阳气，至本穴后，此气散热吸湿，并化为天部横行的风气。本穴为天部风气的重要生发之源，所以名"风府"，也称"舌本穴""鬼穴"。

功效： 散热吸湿。

主治

（1）按摩这个穴位，能够治疗头痛、眩晕、不语、咽喉肿痛、感冒，发热。

（2）长期按压这个穴位，对癫狂、痫症、癔症、、悲恐惊悸、半身不遂、眩晕、颈项强痛、目痛、鼻出血，都具有良好的疗效。

配伍治病

（1）治伤寒感冒：风府穴配风市穴。

（2）治狂躁：风府穴配肺俞穴、太冲穴。

（3）治鼻出血：风府穴配二间穴、迎香穴。

父母取穴按摩法

（1）患儿背坐或俯卧，父母两只手伸到患儿颈后，放在后脑处。

（2）手掌心向头，扶住后脑勺，左手在下，四指的指尖向头顶，大拇指的指尖向下按住穴位，右手在左手上，右手大拇指的指腹按在左手大拇指的指甲上。

（3）双手的大拇指从下往上用力揉按，有酸痛的感觉。

（4）左右两手的大拇指轮流在下按揉，先左后右，每次揉按1~3分钟。

取穴 按摩

精确取穴

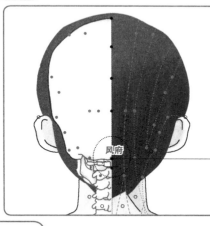

风府

当后发际正中直上1寸,枕外隆凸直下,两侧斜方肌之间凹陷处

取穴技巧

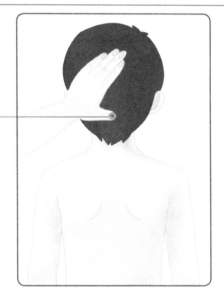

正坐或俯卧,伸左手过颈,置于后脑处,掌心向头,扶住后脑勺,四指指尖向头顶,大拇指指尖所在位置的穴位即是

父母按摩

父母大拇指指尖相互叠加向下,用指腹(或指尖)揉按穴位,有酸痛、胀麻的感觉。每次揉按1~3分钟。

程度	拇指压法	时间/分钟
重		1~3

08 强间穴 让孩子睡好自然心情好

主 治 | **颈项强痛** | **癫狂痫症** | **烦心** | **失眠**

孩子的失眠状况是否经常让父母焦急不已？如果遇到这种情况，父母可以按压孩子的强间穴。强间穴能够帮助睡眠。除了对睡眠有好处以外，在现代中医临床中，有经验的医生们也利用这个穴位来治疗各种各样的头痛，如血管性头痛、神经性头痛等。此穴位名出自《甲乙经》，别名大羽，属督脉。

命名： 强，强盛的意思；间，二者之中的意思；"强间"的意思是指督脉气血在此吸热后，化为强劲的上行阳气。本穴物质为脑户穴传来的水湿风气，到达本穴后，因受颅脑的外散之热，水湿之气吸热化为天部强劲的阳气，并沿督脉上行，所以名"强间"，也称"大羽穴"。"大羽"的意思是指本穴上传的阳气中夹带有一定的水湿。

功效： 醒神宁心，升阳益气。

主治

（1）坚持长期按压这个穴位，能够治疗头痛、目眩、颈项强痛、癫狂痫症、烦心、失眠等疾患。

（2）长期按压这个穴位，对于脑膜炎、神经性头痛、血管性头痛、癔症等，也具有明显的治疗、恢复、调理和保健作用。

配伍治病

（1）治头痛、目眩：强间穴配后溪穴、至阴穴。

（2）治头痛难忍：强间穴配丰隆穴。

（3）治疗心烦、心痛：强间穴配阴郄穴。

父母取穴按摩法

（1）患儿背坐或俯卧，父母双手伸过患儿颈项，放在后脑处，手掌心向着头部，扶住后脑勺，四指的指尖并拢并向着头顶，此时，中指的指尖所在的部位就是这个穴位。

（2）用中指和食指的指腹按揉这个穴位，有酸痛、胀麻的感觉。

（3）每次按揉 1 ~ 3 分钟。

取穴 按摩

精确取穴

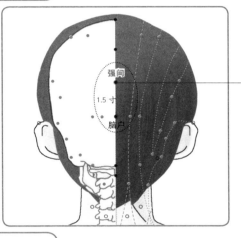

强间穴位于人体的头部，
当后发际正中直上4寸
（脑户穴上1.5寸）

取穴技巧

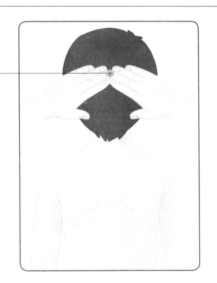

正坐或俯卧，伸双手过颈，
置于后脑处，掌心向头，扶
住后脑勺，四指指尖并拢向
头顶，中指指尖所在位置的
穴位即是

父母按摩

父母用中指和食指指腹揉按穴
位，有酸痛、胀麻的感觉。每次
揉按1~3分钟。

程度	二指压法	时间/分钟
轻	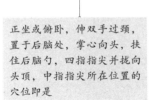	1~3

> 主 治　高血压　脑卒中失语　脑贫血　鼻孔闭塞

如果孩子长期感到忧郁不安、情绪不佳，还时常头昏、脑胀、胸闷、失眠的话，只要按压这个穴位，就有很好的调理和保健作用。此穴位名首次出现于《甲乙经》，属督脉，别名"三阳五会"。《采艾编》云："三阳五会，五之为言百也。"意思就是说人体百脉于此处交会。由于是百脉之会的地方，自然也是百病所主的地方，因此可以治疗很多的病症，是中医临床中常用的穴位之一。

命名：百，数量词，多的意思；会，交会。"百会"指手足三阳经及督脉的阳气在此交会。本穴在人的头顶，在人的最高处，因此人体各经上传阳气都交会于此，所以名"百会"。也称"顶中央穴""三阳五会穴""天满穴""天蒲穴""三阳穴""五会穴""巅上穴"。

功效：醒脑开窍，安神定志。

主治

（1）按摩这个穴位，具有开窍宁神的作用，能治疗失眠、神经衰弱。

（2）长期按压这个穴位，有平肝息风的作用，能治疗头痛、眩晕、休克、脑贫血、鼻孔闭塞等疾患。

（3）长期按压这个穴位，还有升阳固脱的作用，能治疗小儿脱肛疾患。

配伍治病

（1）治小儿遗尿：百会穴配印堂穴、三阴交穴。

（2）治小儿脱肛：百会穴配长强穴、大肠俞穴。

（3）治目暴赤肿、头痛、眩晕：百会穴配前顶穴。

父母取穴按摩法

（1）患儿背坐，父母举起双手，张开虎口，大拇指的指尖碰触患儿耳尖，手掌心向头，四指朝上，双手的中指在头顶正中相碰触。

（2）先将左手的中指按压在穴位上，再将右手的中指按在左手中指的指甲上。

（3）双手的中指交叠，同时向下用力揉按穴位，有酸胀、刺痛的感觉。

（4）每次揉按1~3分钟。

取穴 按摩

精确取穴

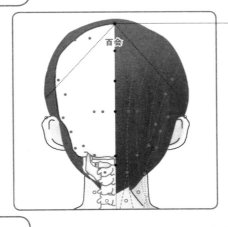

人体百会穴位于头部，当前发际正中直上5寸，或两耳尖连线中点处

取穴技巧

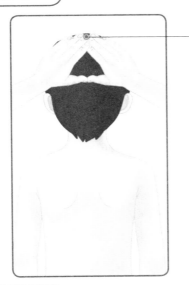

正坐，举双手，虎口张开，大拇指指尖碰触耳尖，掌心向头，四指朝上。双手中指在头顶正中相碰触所在穴位即是

父母按摩

父母先左手中指按压在穴位上，右手中指按在左手中指指甲上，双手中指交叠，同时向下用力揉按穴位，有酸胀、刺痛的感觉。每次各揉按 1~3 分钟。

程度	二指压法	时间 / 分钟
轻		1~3

⑩ 前顶穴 头晕头痛找前顶

| 主 治 | 头晕 | 目眩 | 头顶痛 | 鼻渊 | 目赤肿痛 |

此穴位名最早见于《甲乙经》。《普济》中云："大肿极，即以三棱针刺之，绕四方1寸以下，其头肿痛立瘥。覆以盐末，生麻油揩发际下。"这个穴位也是人体头部的重要穴位之一，能够治疗偏头痛等疾患。当你患上头痛脑热的时候，也可以按按这个穴位，它具有迅速止痛的作用。

命名：前，前部的意思；顶，顶撞。"前顶"的意思是指前面督脉的上行之气在此被顶撞而不能上行。本穴物质来自于百会穴传来的天部阳气和囟会穴传来的天部水湿之气。百会穴传来的阳气至本穴时散热冷缩，囟会穴的水湿之气上行至本穴时则吸热蒸升，二气在本穴相会后，降行的气血顶住了上行的气血，所以名"前顶"。

功效：熄风醒脑，宁神镇静。

主治

（1）长期按摩此穴，能够缓解癫痫、头晕、头顶痛、鼻渊、小儿惊风等疾病。

（2）在现代中医临床中，经常利用这个穴位治疗高血压、鼻炎、脑卒中后引起的偏瘫等疾病，所以，坚持长期按压此穴，对这些疾病具有医治、调整、改善作用。

（3）配伍按摩具有通经活络、熄风镇静、清热宁神的作用。

配伍治病

（1）治小儿急惊风：前顶穴配攒竹穴、人中穴。

（2）治风眩、偏头痛：前顶穴配后顶穴和颔厌穴。

（3）治目暴赤肿、头痛、眩晕：前顶穴配百会穴。

父母取穴按摩法

（1）患儿正坐，双手下垂，头微向前倾，父母双手举过患儿头，手掌心朝下，手掌放松，自然弯曲，手指尖下垂，大约成瓢状。

（2）中指的指尖触碰的部位就是这个穴位。

（3）先把左手的中指按压在穴位上，再把右手的中指按压在左手中指的指甲骨文，双手中指交叠，并同时向下用力按揉穴位，有酸胀、刺痛的感觉。

（4）两只手轮流在下按摩穴位，先左后右，每次按揉1～3分钟。

取穴 按摩

精确取穴

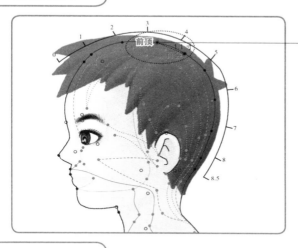

前顶穴位于人体的头部，当前发际正中直上 3.5 寸（百会穴前 1.5 寸）

取穴技巧

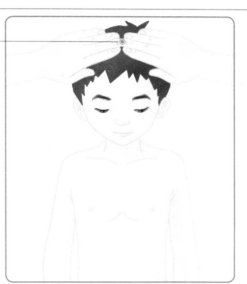

正坐，举双手过头，掌心朝下，手掌放松，自然弯曲，指尖下垂，约成瓢状。中指指尖触碰处所在穴位即是

父母按摩

父母先用左手中指按压在穴位上，右手中指按在左手中指指甲上，双手中指交叠，同时向下用力揉按穴位，有酸胀，刺痛的感觉。每次各揉按 1~3 分钟。

程度	中指压法	时间 / 分钟
轻		1~3

11 神庭穴 头晕呕吐眼昏花，神庭一针病如抓

| 主 治 | 头晕 | 呕吐 | 眼昏花 |

在中医古籍中，有关于"头晕、呕吐、眼昏花，神庭一针病如抓"的记载。神庭穴具有很好的保健和调理作用。据《甲乙经》中记载，此穴位为"督脉、足太阳、阳明之会"；《普济》云："岐伯曰：凡欲疗风，勿令灸多，缘风性轻，多则伤，宜灸七壮至二十壮；禁针，针即发狂。"《图翼》云："灸三壮，禁刺，刺之令人癫狂目失明。"

命名：神，天部之气的意思；庭，庭院的意思，这里指聚散之所。本穴物质为来自胃经的热散之气和膀胱经的外散水湿，在本穴为聚集之状，本穴如同督脉天部气血的会聚之地，所以名"神庭"，也称"天庭穴"。因为本穴物质主要为足阳明提供的湿热水汽和足太阳提供的外散水湿，所以是足太阳阳明之交会处。

功效：醒神宁心，除湿化湿。

主治

（1）按摩此穴，能够治疗头晕、呕吐、眼昏花等症状。

（2）按摩此穴，能够治疗鼻流清涕、急性鼻炎、泪腺炎，惊悸不得安寐等疾患。

（3）长期按摩此穴，能够调节改善前额的神经痛、失眠、癫痫等病症。

（4）配伍按摩具有补益肝肾、滋阴明目、疏风清热、醒脑开窍的作用。

配伍治病

（1）治寒热头痛、喘渴：神庭穴配水沟穴。

（2）治癫痫呕沫：神庭穴配兑端穴、承浆穴。

（3）治疗鼻鼽清涕出：神庭穴配攒竹穴、迎香穴、风门穴、合谷穴、至阴穴、通谷穴。

父母取穴按摩法

（1）患儿正坐或仰卧，父母双手举过患儿头，手掌心朝下，手掌放松，自然弯曲，手指尖下垂，大约成瓢状，中指指尖触碰的部位就是穴位。

（2）左右手的中指的指尖垂直，相并放在患儿穴位上；指甲或指背轻触。

（3）用双手中指的指尖揉按穴位，或者用指甲尖掐按穴位。

（4）每次掐按3~5分钟。

取穴　按摩

精确取穴

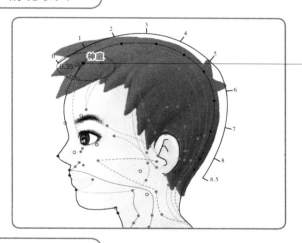

该穴位于人体的头部，当前发际正中直上0.5寸

取穴技巧

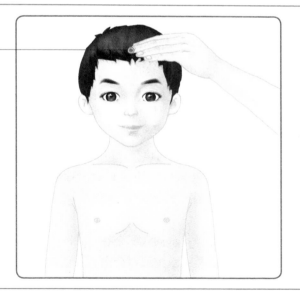

正坐，举双手过头，掌心朝下，手掌放松，自然弯曲，指尖下垂，约成瓢状。中指指尖触碰处所在穴位即是

父母按摩

父母以左右手中指指尖垂直，相并置于穴位上，指背轻触，用双手中指指尖揉按（或指甲尖掐按）。每次揉按 3~5 分钟。

程度	中指压法	时间 / 分钟
重		3~5

12 水沟穴 紧急救命它最及时

主治 休克 昏迷 中暑 颜面浮肿

如果孩子在炎热的夏天里中暑突然昏迷、休克或者因心脏病发作、缺氧、脑卒中而眩晕、昏迷、不醒人事，只要用指甲尖稍稍用力掐按患者的水沟穴，就能够对患者进行急救，所以，这个穴位被认为是中国传统医学中的急救要穴。关于此穴位，《甲乙经》中云："督脉、手足阳明之会。"《铜人》云："风水面肿，针此一穴，出水尽即顿愈。"《图翼》云："千金云：此穴为鬼市，治百邪癫狂，此当在第一次下针。凡人中恶，先掐鼻下是也。鬼击卒死者，须即灸之。"

命名：水，指穴内物质为地部经水；沟，水液的渠道。"水沟"的意思是指督脉的冷降水液在此沿地部沟渠下行。本穴物质为素髎穴传来的地部经水，在本穴的运行为沿督脉下行，本穴的微观形态如同地部的小沟渠，所以名"水沟"，也称"人中""鬼客厅""鬼宫""鬼市""鬼排"。

功效：醒神开窍，解暑清热。

主治

（1）按摩这个穴位，具有开窍清热、宁神志、利腰脊的作用，能治疗休克、昏迷、中暑、颜面浮肿、晕车、晕船、失神、急性腰扭伤等疾患。

（2）长期按摩此穴，对口臭、口眼部肌肉痉挛等，具有很好的调理和保健作用。

（3）长期按摩此穴位，还能有效治疗癫狂、小儿惊风、脑卒中昏迷、牙关紧闭、口眼歪斜、癔症、精神分裂症等。

配伍治病

（1）治小儿惊厥：水沟穴配合谷穴、阳陵泉穴。

（2）治昏迷急救：水沟配百会穴、十宣穴和涌泉穴。

（3）治中暑：水沟穴配委中穴、尺泽穴。

父母取穴按摩法

（1）患儿正坐或仰卧，双手下垂，父母伸手放在患儿面部，五指朝上，手掌心向内，食指弯曲放在鼻沟中上部，此部位就是该穴位。

（2）食指弯曲，用指尖按揉穴位，有刺痛感。

（3）两手先左后右，每次各揉按1～3分钟，若急救就用指甲掐按1～3分钟。

取穴 按摩

精确取穴

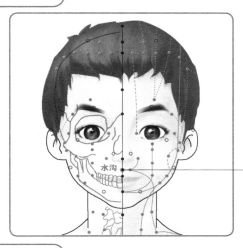

水沟

该穴位于人体的面部，当人中沟的上 1/3 与中 1/3 交点处

取穴技巧

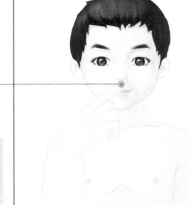

正坐，伸左手（或右手），置面前，五指朝上，掌心朝内，弯曲食指置于鼻沟中上部即是

父母按摩

父母弯曲食指，以指尖揉按穴位，有特别刺痛的感觉。每次左右手揉按各 1~3 分钟，先左后右。

程度	食指压法	时间 / 分钟
重		1~3

第十四章 任脉经穴

任脉是人体的奇经八脉之一，它与全身所有阴经相连，身体的精血、精液都由任脉所主，也被称为「阴脉之海」。它起始于胞中，下出会阴，经阴阜，沿腹部和胸部正中线上行，经过咽喉，到达下唇内，环绕口唇，并向上分行至两目下。其病症即以下焦、产育为主。《素问·骨空论》：「任脉为病，男子内结七疝，女子带下，瘕聚。」任脉主治：遗尿、遗精、腹胀痛、胃痛、呃逆、舌肌麻痹、各种疝气病、女子带下、小腹结块等症。

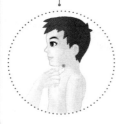

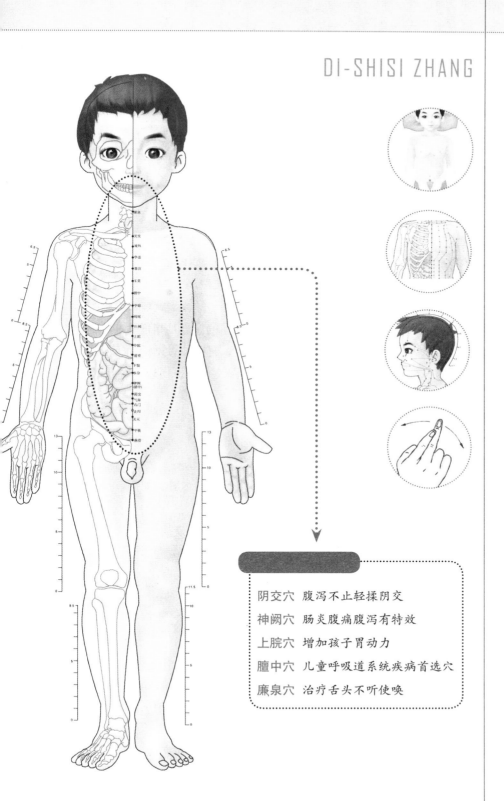

阴交穴　腹泻不止轻揉阴交

神阙穴　肠炎腹痛腹泻有特效

上脘穴　增加孩子胃动力

膻中穴　儿童呼吸道系统疾病首选穴

廉泉穴　治疗舌头不听使唤

01 阴交穴 腹泻不止轻揉阴交

主治 腹满水肿 泄泻 阴痒 小便不利

　　孩子遭遇腹泻不止的情况怎么办？此时，只要轻揉阴交穴，就能够使腹泻的症状迅速得到缓解。据《难经》云："下焦者，当膀胱上口，主分别清浊，主出而不纳，以传导也，其治在齐（脐）下一寸。"《外台》曰："任脉、冲脉、足少阴之会。"《普济》曰："灸不及针……针入八分，得气即泻，泻后宜补。"

　　命名：阴，阴水之类；交，交会的意思；"阴交"的意思是指任脉冲脉的上行水气在此交会。本穴物质中有气海穴传来的热胀之气，有冲脉夹肾经而行的水湿之气外散传至本穴，二气交会后，形成了本穴的天部湿冷水气，所以名"阴交"，也称"少关穴""横户穴""少目穴""丹田穴""小关穴"。

　　功效：理血，调经固带，利水消肿。

　　主治

　　（1）按摩这个穴位，有调经固带、利水消肿的作用。

　　（2）按摩这个穴位，能够治疗腹痛、绕脐冷痛、腹满水肿、泄泻、小儿疝气、小便不利、奔豚、血崩、小儿陷囟、腰膝拘挛等疾患。

　　（3）长期按摩此穴，能够有效调理缓解鼻出血、肠炎等疾病。

　　配伍治病

　　（1）治腹胀肠鸣、泄泻：阴交穴配天枢穴、气海穴。

　　（2）治心神不宁：阴交穴配通里穴、神门穴、心俞穴。

　　（3）治小肠气撮痛连脐、小便淋漓不尽：阴交穴配涌泉穴。

　　（4）治崩中漏下、小腹硬痛：阴交穴配石门穴。

　　（5）治痞气、肠鸣、腹痛：阴交穴配行间穴。

　　父母取穴按摩法

　　（1）患儿仰卧，父母先把左手四指并拢，手掌心朝内，手指尖朝下，四指放在患儿小腹上，大拇指放在神阙穴下方的部位就是该穴位。

　　（2）把双手的大拇指叠加，轻轻按在患儿穴位处，有酸胀的感觉。

　　（3）每天早晚按揉穴位，每次按揉1～3分钟。

取穴 按摩

精确取穴

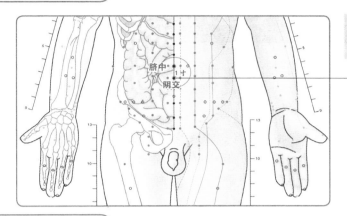

该穴位于人体的下腹部,前正中线上,当脐中下1寸

脐中
阴交
1寸

取穴技巧

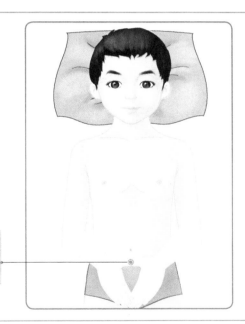

正立,先将左手四指并拢,掌心朝内,指尖朝下,四指放置于小腹处,拇指置于神阙穴下方的穴位即是

父母按摩

父母将双手的拇指叠加轻按于穴位处,有酸胀的感觉。每次揉按1~3分钟。

程度	拇指压法	时间 / 分钟
轻		1~3

主 治 | 腹满水肿 | 泄泻 | 阴痒 | 小便不利

经常按摩神阙穴，可以使人体真气充盈、精神饱满、体力充肺、腰肌强壮、耳聪目明、轻身延年，并对腹痛肠鸣、水肿膨胀、泄痢脱肛、脑卒中脱症等有独特的疗效。《图翼》中云："故神阙之灸，须填细盐，然后灸之以多为良，若灸之三五百壮。不惟愈疾，亦且延年，若灸少，则时或暂愈，后恐复发，必难救矣。但夏月人神在脐，乃不宜灸。"《神灸经纶》云："凡卒脑卒中者，此穴最佳。"

命名：神，尊、上、长的意思，这里指父母或先天；阙，牌坊的意思。"神阙"的意思是指先天或前人留下的标记。此穴位也称"脐中""脐孔穴""气合穴""命蒂穴"等。

功效：温阳固脱，健运脾胃。

主治

（1）按摩这个穴位，有温阳固脱、健运脾胃的作用，对小儿泻痢、腹痛肠鸣、水肿膨胀、泄痢脱肛、有特效。

（2）按摩这个穴位，能够治疗急慢性肠炎、痢疾、小儿脱肛、水肿、中暑、不省人事、肠鸣、腹痛、泻痢不止等疾患。

（3）配伍按摩具有升阳举陷、回阳固脱、温阳利水、通经行气的作用。

配伍治病

（1）治泻痢便秘、绕脐腹痛：神阙穴配公孙穴、水分穴、天枢穴和足三里穴。

（2）治疗大腹水肿、小便不利：神阙穴配石门穴。

（3）治疗小儿脱肛：神阙穴配百会穴、膀胱俞穴。

（4）治久泻不止、肠鸣腹痛：神阙穴配关元穴。

父母取穴按摩法

（1）患儿正坐或仰卧，父母双手轻搓患儿直到微热，用左手手掌的掌心对准肚脐，覆盖在肚脐上，右手手掌的掌心向下，覆盖在左手的掌背。

（2）父母双手的手掌同时用力揉按患儿穴位，有酸痛感。

（3）每天早晚左右手轮流在下按揉穴位，先左后右，每次揉按1~3分钟。

取穴 按摩

精确取穴

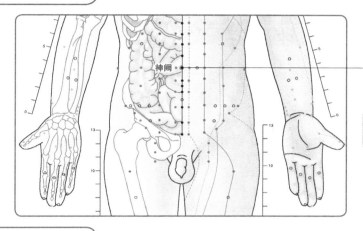

神阙

该穴位于人体的腹中部，脐中央

取穴技巧

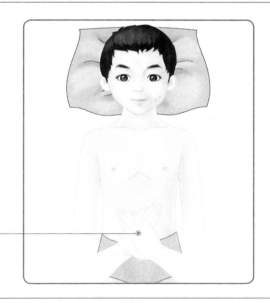

在肚脐正中取穴即可

父母按摩

父母用左手手掌，掌心对准肚脐，覆盖在肚脐上，右手手掌，覆盖于左手掌背，双手掌同时出力，揉按穴位，有酸痛感。每次左右手在下互换，各揉按 1~3 分钟。

程度	全手压法	时间 / 分钟
轻		1~3

03 上脘穴 增加孩子胃动力

主 治　　**胃脘疼痛**　　**呕吐**　　**呃逆**　　**食不化**

此穴位名出自《甲乙经》，在《脉经》中名上管，别名胃脘，属任脉，是任脉、足阳明、手太阳之交会。《甲乙经》中云："任脉、足阳明、手太阳之会。"《图翼》云："孕妇不可灸。"《普济》云："针入八分，先补后泻，神验。如风痈热病，宜先泻后补，立愈。"《金匮要略·腹满寒疝宿食病脉证治》曰："宿食在上脘，当吐之，宜瓜蒂散。"

命名：上，上部的意思；脘，空腔的意思。本穴物质为胸腹上部下行而至的地部经水，聚集本穴后再沿任脉下行，经水如由此进入任脉的巨空腔，所以名"上脘"，也称"胃管穴""胃脘穴""上纪穴"。"胃管"的意思是指穴内的地部经水可直接作用于胃气血的阴阳虚实。"上纪"指本穴对胸腹体表的气血有抓总提纲的作用。

功效：化痰宁神。

主治

（1）按摩这个穴位，具有和胃降逆、化痰宁神的作用。

（2）长期按摩这个穴位，对反胃、呕吐、食不化、纳呆、腹胀、腹痛、咳嗽痰多、积聚、黄疸、虚痨吐血、膈肌痉挛、肠炎具有良好的疗效。

（3）配中脘穴，有行气止痛、健胃消食的作用，能治疗胃脘疼痛、饮食不化；配丰隆穴，有理气止痛、清热化痰的作用。

配伍治病

（1）治疗心痛呕吐、伤寒吐蛔：上脘穴配丰隆穴。

（2）治腹胀、肠鸣、泄泻：上脘穴配天枢穴、中脘穴。

（3）治疗发狂奔走、失眠烦躁：上脘穴配神门穴。

父母取穴按摩法

（1）患儿仰卧，双手伸向患儿胸前，手掌放松，大约成瓢状，手掌心向下，中指的指尖所在的部位就是该穴位。

（2）父母双手的中指同时用力按揉穴位，有刺痛感。

（3）每天早晚，两手上下交替揉按穴位，每次揉按 1～3 分钟。

取穴 按摩

精确取穴

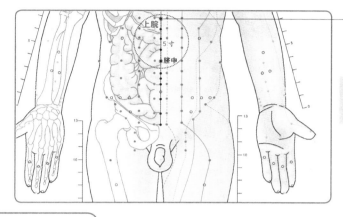

该穴位于人体的上腹部，前正中线上，当脐中上 5 寸

取穴技巧

正坐，伸双手向胸，手掌放松，约成瓢状，掌心向下，中指指尖所在位置的穴位即是

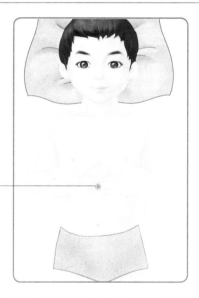

父母按摩

父母双手中指同时出力揉按穴位，有刺痛的感觉。每次揉按各 1~3 分钟，先中指左上右下，后右上左下。

程度	中指压法	时间 / 分钟
重		1~3

04 膻中穴 儿童呼吸道系统疾病首选穴

| 主 治 | 支气管哮喘 | 支气管炎 | 咳嗽 |

如果孩子遇到稍食即吐、胸闷、胸郁、形体羸瘦、气虚体弱这样的情况，父母只要按压膻中穴，就有很好的调理和保健功效。《难经》云："上焦者，在心下下膈，在胃上口，主纳而不出，其治在膻中。"《普济》云："膻中为气之海，然心主为君，以敷宣散令。膻中主气，以气有阴阳，气和志适，则喜乐由后；分布阴阳，故官为臣使也。"《图翼》云："禁刺，灸七壮，刺之不幸，令人夭。"

命名：膻，羊臊气或羊腹内的膏脂，这里指穴内气血为吸热后的热燥之气；与外相对，指穴内；"膻中"指任脉之气在此吸热胀散。本穴物质为中庭穴传来的天部水湿之气，至本穴后吸热胀散，变为热燥之气，如羊肉带辛膻气味一样，所以名"膻中"，也称"元儿穴""胸堂穴""上气海穴""元见穴"。

功效：活血通络，清肺止咳。

主治

（1）按摩这个穴位，有调气降逆、宽胸利膈的作用，能够治疗支气管哮喘、支气管炎、咳嗽、气喘、咯唾脓血、胸痹心痛、心悸、心烦等疾病。

（2）配内关穴、三阴交穴、巨阙穴、心平穴、足三里穴，急性心肌梗死；配乳根穴、合谷穴、三阴交穴、少泽穴、灸膻中穴，治产后缺乳；配厥阴俞穴、内关穴，治心悸、心烦、心痛。

配伍治病

（1）治咳嗽痰喘：膻中穴配肺俞穴、丰隆穴、内关穴。

（2）治呕吐反胃：膻中穴配中脘穴、气海穴。

（3）治哮喘：膻中穴配天突穴。

父母取穴按摩法

（1）患儿仰卧，父母双手伸向胸前，手掌放松，大约成瓢状，手掌心向下，中指的指尖放在患儿双乳的中点位置，这个部位就是该穴位。

（2）双手的中指同时用力按揉穴位，有刺痛的感觉。

（3）左右两手的中指轮流在下按揉穴位，先左后右，每次按揉 1 ~ 3 分钟。

取穴　按摩

精确取穴

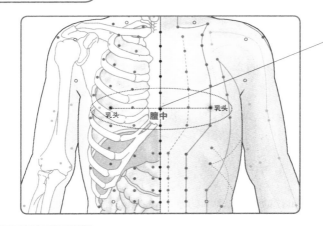

膻中穴位于胸部，当前正中线上，平第四肋间，两乳头连线的中点

乳头　膻中　乳头

取穴技巧

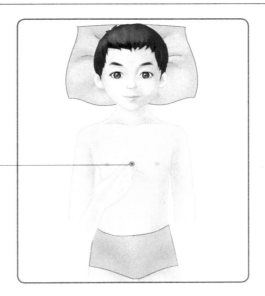

正坐，伸双手向胸，手掌放松，约成瓢状，掌心向下，中指指尖置于双乳的中点位置即是

父母按摩

父母双手中指同时出力揉按穴位，有刺痛的感觉。每次揉按各1~3分钟，先中指左上右下，后右上左下。

程度	中指压法	时间 / 分钟
重		1~3

05 廉泉穴 治疗舌头不听使唤

主 治 | **言语不清** | **舌根急缩** | **舌下肿痛** | **舌缓流涎**

　　儿童如果因为受了风寒或者脑卒中之后，舌头不能转动、不能说话，或者大舌头、舌肿难言；虽然想讲话，然而口水却不断流出。遇到上面这些情况，可以按压廉泉穴，就能够起到缓解症状的作用。据《甲乙经》记载，此穴位为"阴维、任脉之会"；《图翼》中云："然则廉泉非一穴，当是舌根下之左右泉脉，而且为足少阴之会也。"

　　命名： 廉，廉洁、收廉的意思；泉，水的意思。本穴物质为天突穴传来的湿热水汽，至本穴后散热冷缩，由天之上部降至天之下部，本穴如同天部水湿的收廉之处，所以名"廉泉"，也称"本池穴""舌本穴""结本穴"。"本池"指本穴为任脉水湿的收聚之地。"舌本"指本穴聚集的天部水湿为任脉气血的来源根本。

　　功效： 清音利喉，疏风泄热，清咽利舌。

　　主治

　　（1）按摩这个穴位，能够治疗舌下肿痛、舌根急缩、舌纵涎出、舌强、舌干口燥、口舌生疮、暴喑、喉痹、聋哑、咳嗽、哮喘、消渴、食不下咽等疾患。

　　（2）长期按摩这个穴位，对言语不清、口腔炎等症状，都有很好的疗效。

　　（3）配伍按摩具有养阴活络、疏风解表的作用。

　　配伍治病

　　（1）治感冒、咳嗽、喉痹：廉泉穴配天井穴、太渊穴。

　　（2）治流涎：廉泉穴配承浆穴、地仓穴。

　　（3）治言语不清：廉泉穴配哑门穴、合谷穴。

　　（4）治舌强不语、舌下肿痛、暴喑：廉泉穴配金津穴、玉液穴、天突穴、少商穴

　　父母取穴按摩法

　　（1）患儿正坐或者仰卧，父母伸出左手，手掌心向右，手指尖向上，大拇指弯曲，用手指尖按揉下巴下穴位，这个部位就是该穴。

　　（2）大拇指弯曲，用指尖从上往下按揉下巴下穴位，有酸、麻、胀的感觉。

　　（3）交替用左右手的大拇指按揉穴位，先左后右，每次按揉1～3分钟。

取穴　按摩

精确取穴

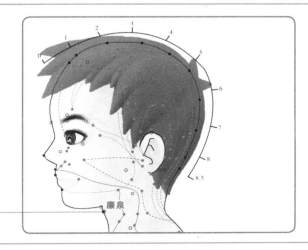

廉泉穴位于人体的颈部，当前正中线上，结喉上方，舌骨上缘凹陷处

廉泉

取穴技巧

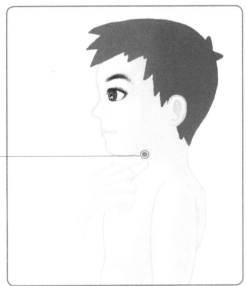

正坐，伸左手，掌心向右，指尖向上，弯曲大拇指用指尖扣按下巴下穴位即是

父母按摩

父母弯曲大拇指，由上往下，用指尖扣按下巴下穴位，有酸、麻、胀的感觉。每次用左右大拇指，各揉按 1~3 分钟，先左后右。

程度	拇指压法	时间 / 分钟
轻		1~3